SingLiesel

Die Autorin

Verena Simon ist zertifizierte Tanzleiterin im Sitzen und erfahrene Dozentin für Bewegung für Senioren mit und ohne Demenz.

Druck
FINIDR, s.r.o., Czech Republic

Satz
Martin Janz, Freiburg i.Br.

Notensatz
Partitur Xpress Notensatzstudio, Salzburg

Umschlag
Röser MEDIA GmbH & Co. KG, Karlsruhe

Coverfoto
© Adobe Stock

ISBN 978-3-948106-60-7

2. Auflage

www.singliesel.de

MIX Papier | Fördert gute Waldnutzung FSC® C014138

Hinweis

Alle Sitztänze in diesem Buch sind aus der Praxis heraus entstanden und vielfach erprobt. Bitte vergessen Sie aber nicht, dass jeder Mensch, mit dem Sie als Übungsleiter oder Übungsleiterin im Sitzen tanzen, seine spezielle Tagesform und seine einzigartige Biografie mitbringt, die Sie dabei vielleicht berücksichtigen müssen. Nicht jede Übung passt für jeden. Die Autorin und der Verlag haften nicht für etwaige Personen- oder Sachschäden.

Verena Simon

Die schönsten Sitztänze für Senioren

Inhalt

Sitztänze zur Jahreszeit – Winter und Weihnachten

Sitztänze zur Abendzeit

Bewegungslieder zum Abschied

Stundenbilder

Einleitung

Für wen ist das Buch gedacht?

Wer älteren Menschen die Freude an Musik und Bewegung nahelegen und sie zum gemeinsamen, spielerischen Tanz auffordern möchte, für den ist dieses Buch genau richtig. Es richtet sich sowohl an Betreuungskräfte und an Menschen, die sich in der Alltagsbegleitung engagieren, als auch an alle Interessierten, die die Lebensfreude und Aktivität von Seniorinnen und Senioren auf positive und spielerische Art beeinflussen möchten. Um die vorgestellten Sitztänze vermitteln zu können, brauchen Sie keine musikalischen und tänzerischen Vorerfahrungen. Einzig etwas Rhythmusgefühl und Spaß am Vermitteln wären eine gute Voraussetzung.

Was genau ist Tanzen im Sitzen?

Es handelt sich dabei um eine wertvolle Mischung aus angepassten gymnastischen Bewegungen und Elementen aus dem Tanz. Das Ganze wird kombiniert mit Musikstücken und Liedern, die den Seniorinnen und Senioren bekannt sind. Durch diese einfache Kombination von Gymnastik, Tanz und Musik fallen vielen die Bewegungen deutlich leichter.
Mithilfe von Sitztänzen haben insbesondere Menschen mit körperlichen Beeinträchtigungen eine Möglichkeit zu tanzen, sich zur Musik zu bewegen und somit ihre Gesundheit auf spielerische Weise trotz ihrer Einschränkungen zu fördern. Auch Menschen, die an Demenz erkrankt sind, kann man auf diesem Weg besonders gut erreichen.
Das rhythmische Bewegen zu bekannten Liedern, gemeinsam im Kreis mit anderen Teilnehmenden, kann durchaus die Lebensfreude steigern. Aber nicht nur in Gruppen, auch bei der Einzelbetreuung sind Sitztänze eine wunderbare und dankbare Aktivierung.

Was bewirkt Tanzen im Sitzen?

Mit Tanzen im Sitzen werden vier wichtige Bereiche gleichzeitig aktiviert. Es handelt sich um ein ganzheitliches Aktivierungsprogramm, bei dem der Körper, die Psyche, das Wahrnehmen und das Denken, und das soziale Leben angeregt werden.
Das Tanzen im Sitzen fördert die Erhaltung der körperlichen Leistungsfähigkeit. Nicht nur Kraft und Beweglichkeit, sondern auch Reaktion, Koordination und Ausdauer werden trainiert (zur Prophylaxe und Rehabilitation). Der Kreislauf und die

Durchblutung werden angeregt. Außerdem wird das Gedächtnis trainiert, indem die Wahrnehmung, die Merkfähigkeit und die Umsetzung der Abläufe gefordert werden. Zudem fördert das Tanzen in Gruppen den gegenseitigen Kontakt, die Kommunikation und die Wahrnehmung unter den Teilnehmenden.
Mit dem gemeinsamen Tun, Erleben und Spaßhaben wird jeder einzelnen Person Wertschätzung entgegengebracht. Und vor allem macht es Spaß!

Vorgehensweise: Vermittlung der Tänze im Sitzen

Auswahl der Tänze

Fangen Sie mit einfachen Tänzen an und steigern Sie mit der Zeit die Schwierigkeit. Behalten Sie dabei die Möglichkeiten der Teilnehmenden im Auge. Generell sollten die Bewegungen die Teilnehmenden weder über- noch unterfordern.

Aneignen der Tänze

Bevor Sie einen Tanz an Ihre Gruppe vermitteln können, müssen Sie sich selbst den Tanz gut aneignen. Lesen Sie sich dafür die Bewegungsabläufe vorab genau durch, und tanzen Sie diese dann auch schon direkt mit der entsprechenden Musik zu Hause mehrmals durch. Erst wenn Sie die Abläufe selbst gut beherrschen, sind Sie bereit, diesen schönen Tanz im Sitzen zu vermitteln.

Vermitteln der Bewegungsabläufe

Beachten Sie, dass Sie zum Vermitteln der Bewegungen für alle gut sichtbar und hörbar sein müssen. Empfehlenswert dafür ist die Formation eines Stuhlkreises. Alle Teilnehmenden sollten, soweit es ihnen möglich ist, aufrecht auf der vorderen Hälfte der Sitzfläche ihres Stuhls sitzen.
Beim Sitztanz werden unterschiedliche Bewegungsabschnitte eingeübt, die an die Musik angepasst sind. Ein Bewegungsabschnitt umfasst normalerweise eine Strophe. Zu den restlichen Strophen des entsprechenden Liedes werden die Bewegungen dann nur noch wiederholt.
Nachdem Sie Ihrer Gruppe die Musik kurz vorgestellt haben, üben Sie die Bewegungsabläufe mit den Teilnehmenden abschnittsweise ein – erst einmal ohne Musik. Wenn Sie alle Bewegungen zu einer Strophe gezeigt und eingeübt haben, dann tanzen Sie mit Ihrer Gruppe den Bewegungsablauf im Zusammenhang einmal durch. Geben Sie dabei gut hörbare Einsatzwörter und begleiten Sie, wenn möglich, Ihre Tanzenden mit Ihrer Stimme: Sie geben die Bewegungen mit Worten an, d.h., Sie sagen rhythmisch das, was Sie gerade tun. Das ist nicht so leicht, aber vielleicht gelingen Ihnen am Anfang ein paar wenige Einsatzworte, und mit der Zeit und mit Übung wird es Ihnen immer leichter fallen.
Die Bewegungen sollten von Ihnen sehr deutlich und mit viel Elan vorgeführt

werden. So erreichen Sie die Teilnehmenden deutlich besser und können sie mit Ihrer Begeisterung und Ihrem Schwung noch besser motivieren. Wenn der Großteil der Gruppe bei den Bewegungsabläufen gut mitkommt, ist die Gruppe bereit für den Tanz mit Musik.

Gemeinsames Tanzen

Während des Tanzes mit Musik sollten Sie von Beginn an bis zum Ende hindurch die Bewegungen deutlich mittanzen und die Gruppe, wenn es Ihnen möglich ist, mit Ihrer Stimme etwas begleiten.
Erwarten Sie keine Perfektion! Wenn ein paar Teilnehmende die Bewegungen etwas anders ausführen oder rechts mit links verwechseln, dann ist das so in Ordnung. Sie bewegen sich, sie tanzen und sind mit Spaß dabei. Nur darum geht es!

Raum, Stühle, Kleidung

Für die Umsetzung einer Gruppenstunde mit Sitztänzen ist ein Raum ideal, der eine ausreichende Größe für einen Stuhlkreis mit geeigneten Stuhl-Abständen hat.
Die Teilnehmenden sollten nicht zu eng sitzen, da eine seitliche Bewegungsfreiheit der Arme bei manchen Tänzen wichtig ist. Auch ausreichend Platz für Rollstühle und Rollatoren sollte vorhanden sein.
Für das Tanzen im Sitzen eignen sich am besten stabil stehende Stühle mit gerader Sitzfläche und ohne Armlehnen. So haben die Teilnehmenden einen guten Bewegungsfreiraum.
Da für manche Menschen aber Armlehnen als Stütze notwendig sind, entscheiden Sie individuell, welche Stuhlart für Ihre Teilnehmenden am sinnvollsten ist. Es sollte selbstverständlich sein, dass die Sicherheit der einzelnen Personen vorgeht.
Bequeme Alltagskleidung ist für die Teilnehmenden sinnvoll. Wenn die Kleidung die Bewegungen einschränkt, könnte das durchaus zu ungünstigen Bewegungen oder gar zum Aussetzen der Bewegung führen.

Das Rahmenprogramm

Beginnen Sie Ihr Programm mit einem kurzen Bewegungslied zur Begrüßung und beenden Sie es mit einem Abschiedslied. Die Gruppenteilnehmenden mögen solche Rituale und fühlen sich mit wiederkehrenden Rahmenbedingungen aufgehoben. Besonders für Menschen mit Demenz sind solche Rituale mit Signalwirkung wichtig.
Tanzen Sie nicht zu viele Tänze hintereinander. Das überfordert die Teilnehmenden und mindert den Spaß und das Wohlbefinden.

Wechseln Sie Sitztänze ab mit anderen Bewegungseinheiten, mit Gedächtnistraining, Erzählrunden und spielerischen Elementen.
Gönnen Sie den Teilnehmenden und auch sich selbst immer wieder kleine Pausen, um den Kopf etwas frei zu bekommen und neue Energie für das weitere Programm zu erhalten.
Bitten Sie die Gruppe immer wieder mal, sich einen Sitztanz zu wünschen. Das fördert die Selbstbestimmung und auch das Zusammengehörigkeitsgefühl. Ein von der Gruppe gewünschter Tanz kann zudem die Motivation und das Vergnügen zusätzlich steigern.

Begrüßungs- und Abschiedslieder

Bei diesen Bewegungsliedern brauchen Sie keine Musik, Sie singen selbst mit der Gruppe den Text und bewegen sich gleichzeitig entsprechend der Vorgaben dazu. Bestimmen Sie selbst das Tempo des Liedes. Je nach Können und Tagesverfassung der Gruppe können Sie sich etwas Zeit lassen oder etwas mehr „Schwung" einbringen.
Die Bewegungslieder, die zur Begrüßung und zum Abschied gesungen und getanzt werden, können mit etwas Einübungszeit als beliebte Rituale genutzt werden. Sie werden feststellen, dass einige Teilnehmenden sehr bald schon die Bewegungen und den Text mit Begeisterung auswendig mittanzen und mitsingen können. Auch im hohen Alter kann etwas ganz „Neues" mit ein wenig Zeit, etwas Geduld und einigen Wiederholungen zu einer gern ausgeübten Gewohnheit werden.
Wenn Sie gerne selbst kreativ sein möchten, können Sie solch ein Bewegungslied ganz einfach selbst gestalten. Suchen Sie sich eine bekannte und einfach strukturierte Musik aus und dichten Sie entsprechende Reime dazu, welche zu den Bewegungen oder zu der Begrüßungs- bzw. Abschiedszeremonie passen.

Hinweise zur Anwendung der Tanzbeschreibungen

Schwierigkeitsstufen

○○○○ = leicht
●○○○ = leicht bis mittelschwer
●●○○ = mittelschwer
●●●○ = mittelschwer bis schwer
●●●● = schwer

Die Angaben zu den Schwierigkeitsstufen sollen Ihnen die Auswahl der Tänze erleichtern. Je nach Niveau der Teilnehmenden eignen sich leichte oder et-

was schwierigere Bewegungsabläufe. Für hochbetagte Menschen, Menschen mit Demenz oder Menschen mit körperlichen Beeinträchtigungen stellt so ein Bewegungsablauf eine andere Herausforderung dar als für jüngere und bewegungsuneingeschränkte Menschen.
Die Tänze in diesem Buch sind entsprechend der Zielgruppe in die Schwierigkeitsstufen leicht, mittelschwer oder schwer eingeteilt.
Je höher die Schwierigkeitsstufe des Tanzes, desto anspruchsvoller wird es auch für Sie als Tanzleiterin oder Tanzleiter. Entsprechend intensiver sollten Sie sich mit den Beschreibungen auseinandersetzen und sich die Bewegungsabläufe gut aneignen. Es lohnt sich! Wenn die Gruppe von Ihnen gut und sicher angeleitet wird, dann wird auch ein etwas komplexerer Tanz viel Freude bereiten, und Sie können am Ende stolz auf Ihre Teilnehmenden und auch auf sich selbst sein!

Taktangaben

Ein Musikstück wird durch Takte gegliedert. In der Notenschrift werden die Takte durch senkrechte, sogenannte Taktstriche abgegrenzt.
Ein Beispiel: Bei einem 4/4-Takt besteht ein Takt aus 4 Zählzeiten oder Schlägen. Dies bedeutet, wenn eine Bewegung auf einen Takt abgestimmt ist, dann wird diese auf 4 Zählzeiten/Schläge ausgeführt. Wenn eine Bewegung bei einem 4/4-Takt auf zwei Takte ausgelegt ist, dann wird diese auf 8 Zählzeiten/Schläge ausgeführt.
Bei den Sitztänzen geben die Takte vor, wie lange eine Bewegung ausgeführt werden soll.
Falls Sie sich mit den Taktangaben etwas schwertun, können Sie sich auch einfach nach dem Liedtext richten. Bei manchen Liedern sind die Bewegungsanfänge etwas später, als der Text es vermuten lässt. Diese Stellen sind dann fett und in Rot gedruckt und dadurch gut zu erkennen. Normalerweise macht man die Bewegungen ganz intuitiv an der richtigen Stelle.
Einfach ausprobieren! Es klappt bestimmt!
Musikkennern wird auffallen, dass bei manchen Tanzbeschreibungen die Taktangaben nicht ganz korrekt sind. Da es bei Liedern, bei denen über den Takt hinaus gesungen wird, schwer ist, die Bewegungen zum entsprechenden Takt und Text zu beschreiben, gibt es bei den Tanzbeschreibungen in diesem Buch eine angepasste Taktangabe. Bitte drücken Sie ein Auge zu und verzeihen Sie diese Ungenauigkeit der Taktbeschreibung!

Liederauswahl in diesem Buch

Bewusst wurden für die Sitztänze in diesem Buch ausschließlich bekannte Volkslieder verwendet, da die Motivation und die Freude an den tänzerischen Bewegungen zu vertrauten und beliebten Liedern erfahrungsgemäß steigt.
Auch laden diese Volkslieder und ihre geschichtlichen Hintergründe sowie mit den Liedern verbundene persönliche Erinnerungen zu anregenden Gesprächsrunden ein.
Und als zusätzliche Aktivierung kann das gemeinsame Singen der Lieder bzw. das Aufsagen der Liedtexte als Gedächtnistraining fungieren. Es geht auch ohne Musik!
Da die Lieder im Normalfall sehr bekannt sind, können die Strophen auch ohne Musik gesungen und die entsprechenden Bewegungen dazu getanzt werden.
Wenn der Tanz nur durch Gesang begleitet wird, hat es den Vorteil, dass die Geschwindigkeit variiert werden kann. Allerdings müssen Sie selbst die Bewegungen dann gut eingeübt haben, da gleichzeitig singen und die Bewegungen ansagen etwas schwieriger ist.

Stundenbilder

Am Ende des Buches sind für Sie als Beispiele und Ideenbringer ein paar Stundenbilder aufgelistet. Nutzen Sie diese gerne, um Ihre eigenen Ideen und Vorstellungen zu planen und umzusetzen.

Zu guter Letzt

Ich wünsche Ihnen von ganzem Herzen viel Spaß und Erfolg beim Einüben, Umsetzen und Gestalten der Tänze im Sitzen mit Ihrer Gruppe oder bei der Einzelbetreuung.
Auch wenn es manchmal vielleicht etwas holpert und hängt: Haben Sie Geduld mit sich und den Teilnehmenden. Bleiben Sie motiviert und guter Dinge. Am Ende wird es sich lohnen. Vor allem dann, wenn Ihnen glückliche und strahlende Gesichter entgegenblicken, die sich alle über das gemeinsame Tanzen mit Ihnen freuen.

Die besten Wünsche

Ihre Verena Simon

Bewegungslieder zur Begrüßung

Wir tanzen und singen

Zur Melodie von: Es klappert die Mühle am rauschenden Bach

Liedtext	Bewegungen
1. Strophe	
Hallo, all zusamm', *es ist schön, euch zu sehn!*	mit beiden Händen den anderen Teilnehmenden zuwinken – z.B. von rechts nach links und wieder zurück
Klipp, klapp!	2x in die Hände klatschen
Wir tanzen und singen	den Oberkörper hin- und herwiegen
und heben die Zeh'n.	Zehen anheben und absenken
Klipp, klapp!	2x in die Hände klatschen
Refrain	
Wir patschen	1x mit beiden Händen sanft auf die Oberschenkel patschen
und klatschen	1x in die Hände klatschen
und drehn uns im Kreis,	mit gestrecktem Oberkörper einen Kreis im Uhrzeigersinn beschreiben, Kopf dabei aufrecht halten
wir heben die Arme, *dann wird's uns bald heiß.*	rechten Arm, dann linken Arm abwechselnd je 2x nach oben strecken und wieder senken
Klipp, klapp!	2x in die Hände klatschen
Hallo!	Arme seitlich öffnen, Handflächen zeigen nach oben
Klipp, klapp!	2x in die Hände klatschen
2. Strophe	
Wir grüßen nach rechts	mit der rechten Hand nach rechts „grüßen"
und wir grüßen nach links.	mit der linken Hand nach links „grüßen"
Klipp, klapp!	2x in die Hände klatschen
Die Beine, sie schwingen, *wir sind ganz schön flink!*	rechtes Bein, dann linkes Bein vor- und zurückschwingen
Klipp, klapp!	2x in die Hände klatschen
Refrain	
(wie oben)	Bewegungen von Refrain wiederholen

In froher Rund

Zur Melodie von: Ein Männlein steht im Walde

Liedtext	Bewegungen
1. Strophe	
Wir tanzen, singen, lachen in froher Rund!	Oberkörper hin- und herbewegen, dabei die Arme etwas mitschwingen
Wir stam-pfen,	2 schnelle Gehschritte – rechter Fuß, dann linker Fuß
pat-schen,	1x mit rechter Hand sanft auf rechten Oberschenkel patschen, dann 1x mit linker Hand auf linken Oberschenkel patschen (schnell)
klat-schen	2x klatschen
im Kreis herum!	Unterarme umeinander bewegen („Wolle wickeln")
Refrain	
Ja! Wir sind ganz fitte Leut!	Unterarme angewinkelt hoch- und herunterführen („Gewicht heben")
Boxen hier und haben Freud!	abwechselnd mit zu Fäusten geballten Händen nach vorn boxen
Schwingen unsre Beine vor, jetzt,	rechtes Bein, dann linkes Bein vor- und zurückschwingen
hier und	1x mit beiden Händen sanft auf die Oberschenkel patschen
heut!	1x klatschen
2. Strophe	
Wir kreisen unsre Schultern, mal rechts, mal links.	abwechselnd rechte und linke Schulter nach hinten kreisen
Wir tippen auf die Daumen die Finger flink.	mit Fingerspitzen beider Hände der Reihe nach auf die Daumen tippen – von den Zeigefingern bis zu den kleinen Fingern; alternativ können auch immer alle Fingerspitzen gleichzeitig 4x auf die Daumen tippen
Refrain	
(wie oben)	Bewegungen von Refrain wiederholen

Sitztänze
rund ums
Wandern und Reisen

Das Wandern ist des Müllers Lust

(Text: Wilhelm Müller, 1818; Melodie: Karl Friedrich Zöllner, 1844)

Gymnastischer Tanz

Dauer:	ca. 10 Minuten
Material:	keins / evtl. Liedtexte
Ziel/Wirkung:	Ausdauer trainieren Koordination und Reaktion schulen Sturzprophylaxe gemeinsam Spaß haben
Schwierigkeit:	●○○○

Ablauf

ca. 3–5 min	Musik starten und die Teilnehmenden erraten lassen, um welches Lied es sich handelt. Gedächtnistraining: Gemeinsam den Liedtext aufsagen (ohne Musik). Beispielfragen an die Gruppe: Wer hat schon auf Ausflügen/ Wanderungen Lieder gesungen? Und welche?
ca. 3 min	Die Bewegungsabläufe abschnittsweise mit den Teilnehmenden einüben (ohne Musik).
ca. 3 min	Wenn die Teilnehmenden die Bewegungsabläufe sicher ausführen können, gemeinsam tanzen (mit Musik). Die Teilnehmenden angemessen loben.

i In Dresden-Plauen steht der sogenannte Müllerbrunnen als Denkmal, auf dem der Textanfang des Liedes zu sehen ist.

Der Tanz

2/4 Takt: Jeder Takt besteht aus 2 Schlägen (bzw. aus 4 schnellen bei 1/8 Noten).

Takt	Text	Bewegungen
1–2	*Das **Wan**dern ist des Müllers Lust,*	8 Gehschritte am Platz
3–4	*das **Wan**dern ist des Müllers Lust,*	8 Gehschritte am Platz, gleichzeitig Arme leicht angewinkelt mitschwingen („marschieren")
5–6	*das **Wa**ndern!*	rechte Hacke und linke Hacke im Wechsel jeweils 2x vorn aufsetzen und zurücknehmen
7	*Das **muss** ein schlechter*	mit rechter Hand auf rechten Oberschenkel patschen, dann mit linker Hand auf linken Oberschenkel patschen
8	*Müller sein,*	mit rechter Hand auf rechte Schulter tippen, dann mit linker Hand auf linke Schulter tippen
9–10	*dem **nie**mals fiel das Wandern ein,*	wie Takt 7–8
11	*dem **nie**mals fiel das Wandern ein,*	beide Hände patschen 2x auf die Oberschenkel
12	*das **Wa**ndern.*	beide Hände tippen 2x auf die Schultern
13–14	*Das **Wa**ndern,*	wie Takt 11–12
15–16	*das **Wa**ndern,*	„Wolle wickeln" nach vorn (Unterarme umeinanderdrehen)
17–18	*das **Wa**ndern,*	„Wolle wickeln" zurück
19	*das **Wa**ndern,*	rechten Arm nach oben über Kopf ausstrecken und dort lassen
20	*das **Wa**ndern,*	linken Arm nach oben ausstrecken
21–22	*das **Wa**ndern.*	„Wolle wickeln" nach unten (evtl. bei Takt 22 die Arme seitlich ausstrecken, dann die Hände auf den Oberschenkeln ablegen)

Zu den weiteren Strophen wird der gleiche Bewegungsablauf durchgeführt.

Die fett und in Rot gedruckten Textstellen markieren die Bewegungsanfänge. Meist fängt man automatisch an der richtigen Stelle mit den Bewegungen an.

Der Liedtext

1. Das Wandern ist des Müllers Lust,
das Wandern ist des Müllers Lust,
das Wandern!
Das muss ein schlechter Müller sein,
dem niemals fiel das Wandern ein,
dem niemals fiel das Wandern ein,
das Wandern.
|: Das Wandern. :|

2. Vom Wasser haben wir's gelernt,
vom Wasser haben wir's gelernt,
vom Wasser!
Das hat nicht Ruh bei Tag und Nacht,
ist stets auf Wanderschaft bedacht,
ist stets auf Wanderschaft bedacht,
das Wasser.
|: Das Wasser. :|

3. Das sehn wir auch den Rädern an,
das sehn wir auch den Rädern an,
den Rädern!
Die gar nicht gerne stille stehn,
und sich bei Tag nicht müde drehn,
und sich bei Tag nicht müde drehn,
die Räder.
|: Die Räder. :|

4. Die Steine selbst so schwer sie sind,
die Steine selbst so schwer sie sind,
die Steine!
Sie tanzen mit den muntern Reih'n,
und wollen gar noch schneller sein,
und wollen gar noch schneller sein,
die Steine.
|: Die Steine. :|

5. O Wandern, Wandern, meine Lust,
o Wandern, Wandern, meine Lust,
o Wandern!
Herr Meister und Frau Meisterin,
lasst mich in Frieden weiterziehn,
lasst mich in Frieden weiterziehn,
und wandern.
|: Und wandern. :|

Die Noten

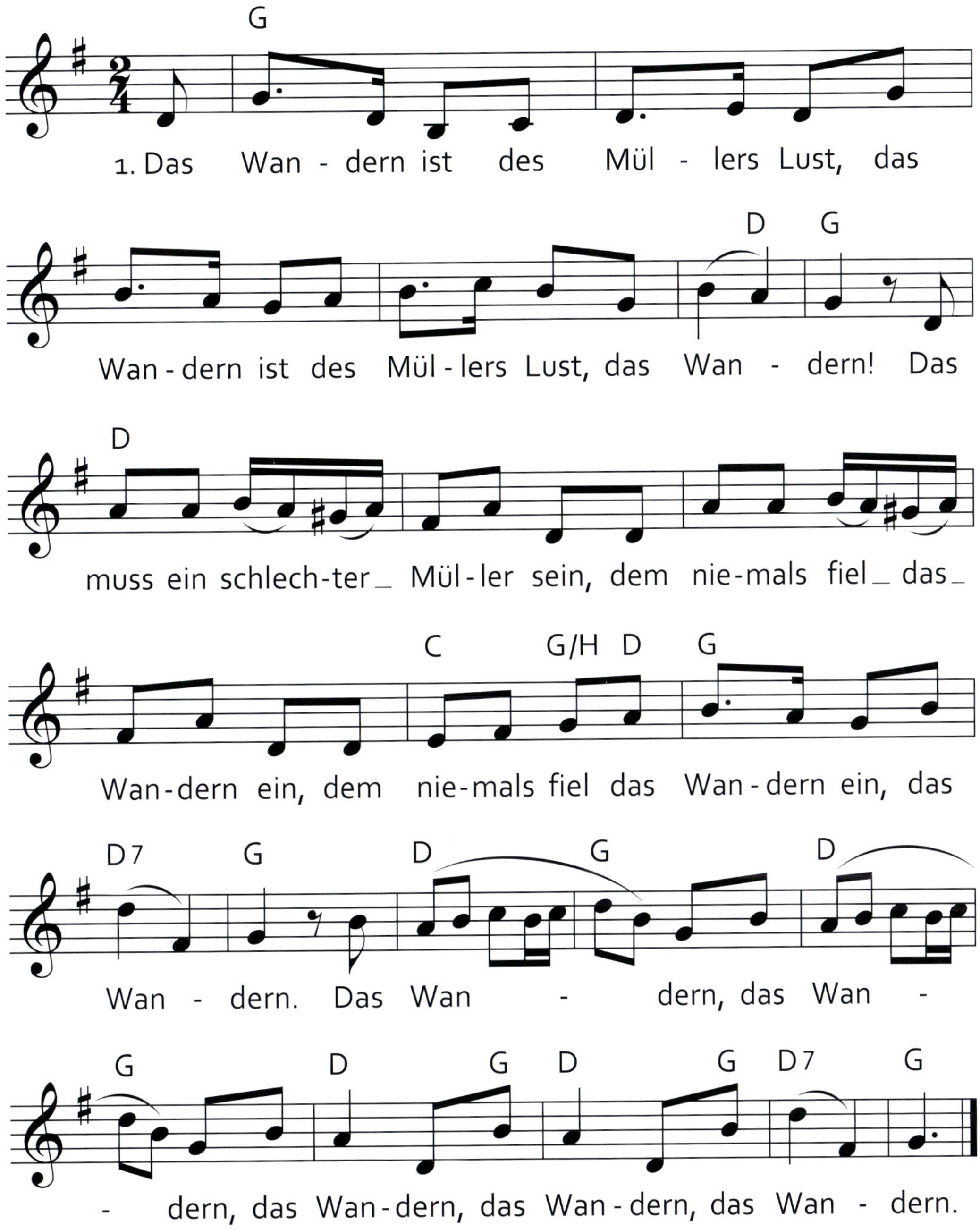
G
1. Das Wan - dern ist des Mül - lers Lust, das
D G
Wan - dern ist des Mül - lers Lust, das Wan - dern! Das
D
muss ein schlech - ter_ Mül - ler sein, dem nie - mals fiel_ das_
C G/H D G
Wan - dern ein, dem nie - mals fiel das Wan - dern ein, das
D7 G D G D
Wan - dern. Das Wan - dern, das Wan -
G D G D G D7 G
- dern, das Wan - dern, das Wan - dern, das Wan - dern.

Hab mein Wage voll gelade

(Text und Melodie: Verfasser unbekannt; aus den Niederlanden, 17. Jahrhundert)

Gymnastischer Tanz

Dauer:	ca. 10–15 Minuten
Material:	keins / evtl. Liedtexte
Ziel/Wirkung:	Koordination und Ausdauer fördern Muskulatur auf sanfte Weise trainieren und dehnen Rhythmusgefühl schulen Sturzprophylaxe
Schwierigkeit:	●●○○

Ablauf

ca. 3–5 min	Musik starten und die Teilnehmenden erraten lassen, um welches Lied es sich handelt. Gedächtnistraining: Gemeinsam den Liedtext aufsagen (ohne Musik). Beispielfragen in die Runde: Um was geht es in diesem Lied? Wann oder wo kann es zu ähnlichen Situationen mit unangenehmen Mitfahrenden oder Mitmenschen kommen? (Bus fahren, Bahn fahren, im Flugzeug, im Kino, auf Gesellschaften ...)
ca. 5–7 min	Die Bewegungsabläufe abschnittsweise mit den Teilnehmenden einüben (ohne Musik). Bei diesen komplexen Abläufen ruhig etwas Zeit zum Einüben nehmen, damit es danach mit der Musik ohne Überforderung funktioniert.
ca. 3 min	Wenn die Teilnehmenden die Bewegungsabläufe sicher ausführen können, gemeinsam tanzen (mit Musik). Die Teilnehmenden angemessen loben.

i Das Original „Ik heb een wagen vol geladen“ stammt aus dem Flämischen. Das Lied handelt von anstrengenden und lästigen Mitfahrenden. Der Kutscher in dem Lied hat genug von keifenden und murrenden Fahrgästen, die er am liebsten nicht mehr mitnehmen möchte. Ganz anders aber sieht es mit den jungen und fröhlichen Mädchen aus ...

Der Tanz

3/4-Takt und 4/4 Takt.

Bei diesem Lied gibt es ab Takt 9 eine Taktänderung vom 3/4-Takt (3 Schläge pro Takt) zum 4/4-Takt (4 Schläge pro Takt).

Takt	Text	Bewegungen
	Hab mein	**Es beginnt im 3/4-Takt.**
1–2	***Wage*** *voll gelade, voll mit*	„Wolle wickeln" nach vorn (Unterarme umeinanderdrehen)
3	***alten*** *Weib-*	Arme seitlich nach außen öffnen (rechte Hand nach rechts, linke Hand nach links)
4	*sen.*	und zurücknehmen
5–8	*Als wir* ***in*** *die Stadt neinkamen, hubn sie* ***an*** *zu keifen.*	wie Takt 1–4
		Ab hier geht es weiter im 4/4-Takt.
9	*Drum* ***lad*** *ich*	rechten Arm nach vorn ausstrecken (Handfläche zeigt nach unten) und dort lassen
	all mein Lebe-	linken Arm nach vorn ausstrecken und dort lassen
10	***tage*** *nie*	mit rechter Hand auf rechte Schulter tippen und dort lassen, dann mit linker Hand auf linke Schulter tippen und dort lassen
11–12	***alte*** *Weibse auf mein* ***Wage****.*	wie Takt 9–10
13	*Hü,*	2x mit beiden Händen sanft auf die Oberschenkel patschen
	Schimmel	2x in die Hände klatschen
14	*hüaho,*	1x auf die Oberschenkel patschen, 1x klatschen, 1x auf die Oberschenkel patschen (im Rhythmus kurz-kurz-lang)
15	*hü,*	2x in die Hände klatschen
	Schimmel	2x mit beiden Händen sanft auf die Oberschenkel patschen
16	*hü!*	1x in die Hände klatschen

Zu den weiteren Strophen wird der gleiche Bewegungsablauf durchgeführt.

Die fett und in Rot gedruckten Textstellen markieren die Bewegungsanfänge. Meist fängt man automatisch an der richtigen Stelle mit den Bewegungen an.

Der Liedtext

1. Hab mein Wage voll gelade,
voll mit alten Weibsen.
Als wir in die Stadt neinkamen,
hubn sie an zu keifen.
Drum lad ich all mein Lebetage
nie alte Weibsen auf mein Wage.
Hü, Schimmel hüaho,
hü, Schimmel hü!

2. Hab mein Wage voll gelade,
voll mit Männern, alten.
Als wir in die Stadt neinkamen,
murrten sie und schalten.
Drum lad ich all mein Lebetage
nie alte Männer auf mein Wage.
Hü, Schimmel hüaho,
hü, Schimmel hü!

3. Hab mein Wage voll gelade,
voll mit jungen Mädchen.
Als wir zu dem Tor neinkamen,
sangen sie durchs Städtchen.
Drum lad ich all mein Lebetage
nur junge Mädchen auf mein Wage.
Hü, Schimmel hüaho,
hü, Schimmel hü!

Die Noten

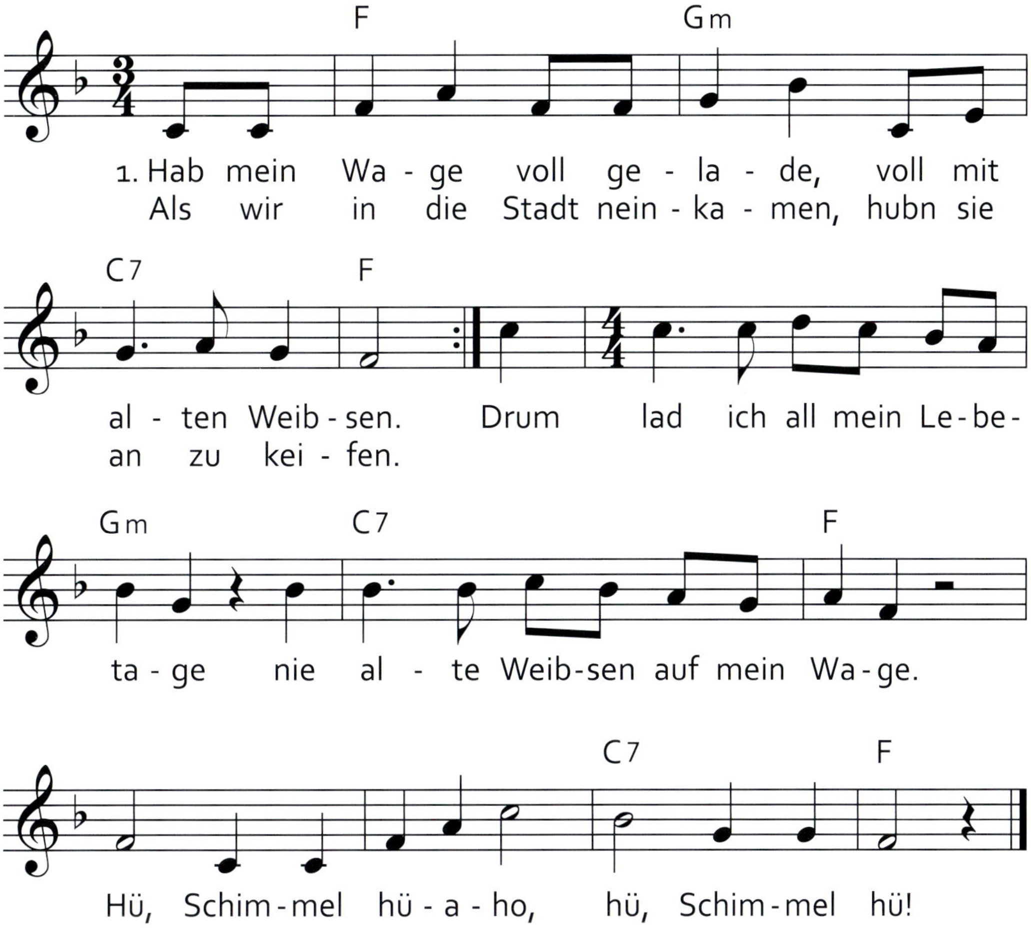
F
Gm
1. Hab mein Wa - ge voll ge - la - de, voll mit
Als wir in die Stadt nein - ka - men, hubn sie
C7
F
al - ten Weib - sen. Drum lad ich all mein Le - be -
an zu kei - fen.
Gm
C7
F
ta - ge nie al - te Weib - sen auf mein Wa - ge.
C7
F
Hü, Schim - mel hü - a - ho, hü, Schim - mel hü!

Loreley

(Text: Heinrich Heine, 1824; Melodie: Friedrich Silcher, 1837)

Gymnastischer Tanz

Dauer:	ca. 10 Minuten
Material:	keins / evtl. Liedtexte
Ziel/Wirkung:	Beweglichkeit der Hand- und Fußgelenke fördern Koordination schulen Muskulatur auf sanfte Weise trainieren Freude am gemeinsamen Tanzen und der Musik
Schwierigkeit:	●○○○

Ablauf

ca. 3–5 min	Musik starten und die Teilnehmenden das Lied erraten lassen. Gedächtnistraining: Gemeinsam den Liedtext aufsagen (ohne Musik). Beispielfragen in die Runde: Wer war die Loreley? Um was geht es in diesem Lied? Welche Sage steckt dahinter?
ca. 3–5 min	Die Bewegungsabläufe abschnittsweise mit den Teilnehmenden einüben (ohne Musik).
ca. 3 min	Wenn die Teilnehmenden die Bewegungsabläufe sicher ausführen können, gemeinsam tanzen (mit Musik). Die Teilnehmenden angemessen loben.

i Bereits im frühen 13. Jahrhundert trug der berühmte Felsen am Rhein einen Namen, der dem der Loreley ähnelte und so viel wie „lauernder Fels" bedeutete. Erst später entstanden Legenden und Sagen über die blonde Schönheit Loreley, die hoch auf dem Felsen saß, ihr Haar kämmte und mit ihrem lieblichen Gesang die Schiffer von dieser gefährlichen Stelle des Rheins ablenkte und ins Unglück trieb. Der Loreley-Felsen ragt mit einer Höhe von 132 Metern an der Innenseite einer Rheinkurve empor. Mit einer Wassertiefe in der Mitte des Flusses von bis zu 100 Metern zählt diese Kurve zu einem der gefährlichsten Flussabschnitte des Rheins.

Der Tanz

6/8-Takt: Jeder Takt besteht aus 6 schnellen Schlägen.

Takt	Der Liedtext	Bewegungen
1	*Ich weiß nicht, was soll es*	rechte Hand grüßt nach vorn und bleibt dort, dann grüßt linke Hand nach vorn und bleibt dort
2	*bedeuten,*	rechte Hand zurücknehmen und auf dem Oberschenkel ablegen, dann linke Hand zurücknehmen und ablegen
3–4	*dass ich so traurig bin;*	wie Takt 1–2
5	*ein Märchen aus uralten*	rechte Ferse anheben und absetzen, dann linke Ferse anheben und absetzen
6	*Zeiten,*	beide Fersen gleichzeitig anheben und absetzen (langsamer)
7–8	*das kommt mir nicht aus dem Sinn.*	wie Takt 5–6
9–10	*Die Luft ist kühl und es dunkelt,*	beide Arme gegengleich vor- und zurückschwingen
11–12	*und ruhig fließt der Rhein,*	mit beiden Händen parallel zum Boden einen Kreis beschreiben – rechte Hand im Uhrzeigersinn, gleichzeitig linke Hand gegen den Uhrzeigersinn
13–14	*der Gipfel des Berges funkelt*	beide Arme gegengleich vor- und zurückschwingen
15–16	*im Abendsonnenschein.*	großen senkrechten Kreis mit beiden Händen beschreiben („Fenster wischen“)

Zu den weiteren Strophen wird der gleiche Bewegungsablauf wiederholt.

Der Liedtext

1. Ich weiß nicht, was soll es bedeuten,
dass ich so traurig bin;
ein Märchen aus uralten Zeiten,
das kommt mir nicht aus dem Sinn.
Die Luft ist kühl und es dunkelt,
und ruhig fließt der Rhein,
der Gipfel des Berges funkelt
im Abendsonnenschein.

2. Die schönste Jungfrau sitzet
dort oben wunderbar;
ihr goldnes Geschmeide blitzet,
sie kämmt ihr goldenes Haar.
Sie kämmt es mit goldenem Kamme
und singt ein Lied dabei,
das hat eine wundersame,
gewaltige Melodei.

3. Den Schiffer im kleinen Schiffe
ergreift es mit wildem Weh,
er schaut nicht die Felsenriffe,
er schaut nur hinauf in die Höh.
Ich glaube, die Wellen verschlingen
am Ende Schiffer und Kahn,
und das hat mit ihrem Singen
die Loreley getan.

Die Noten

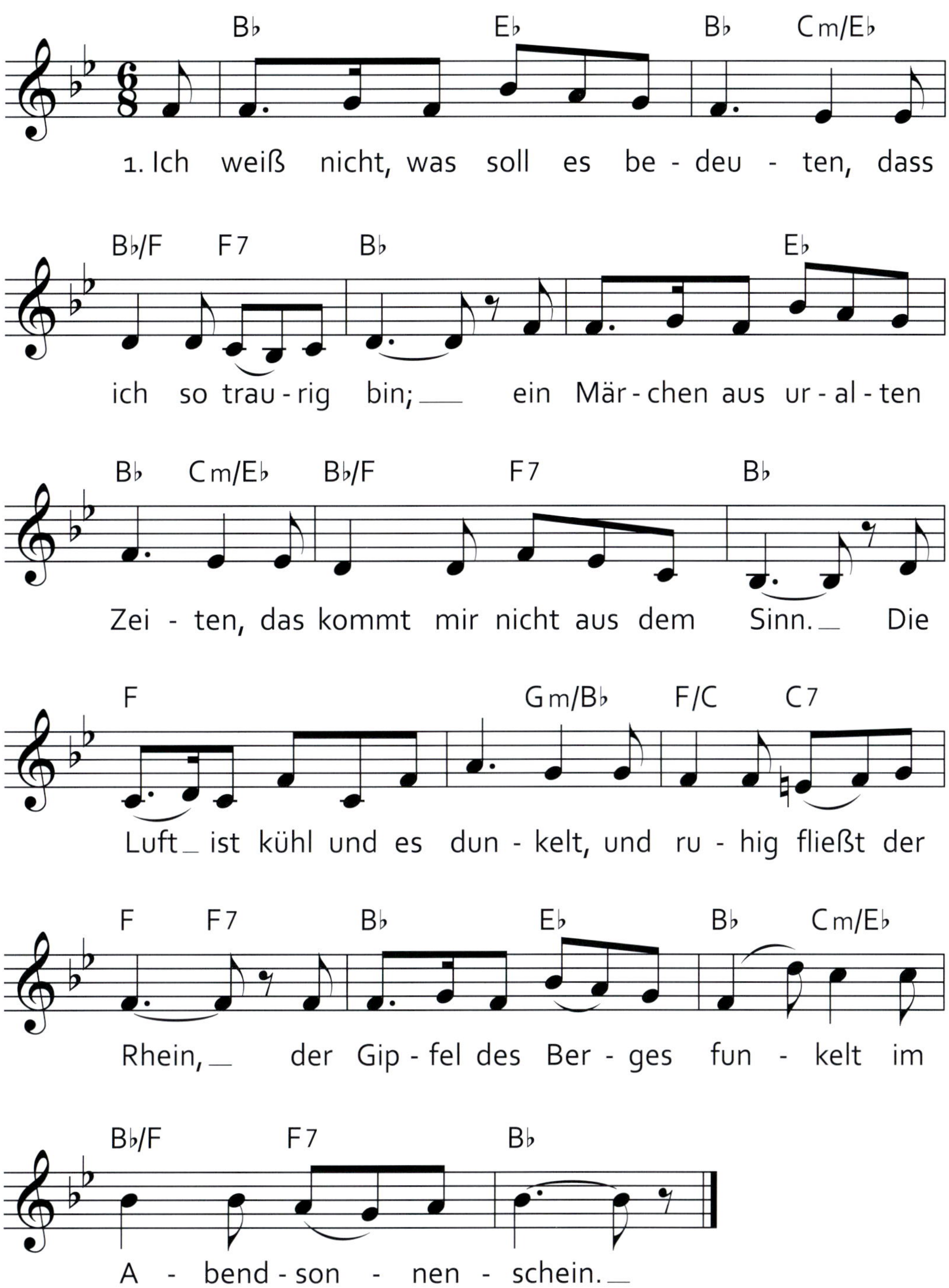
B♭ E♭ B♭ Cm/E♭
1. Ich weiß nicht, was soll es be - deu - ten, dass
B♭/F F7 B♭ E♭
ich so trau - rig bin; ein Mär - chen aus ur - al - ten
B♭ Cm/E♭ B♭/F F7 B♭
Zei - ten, das kommt mir nicht aus dem Sinn. Die
F Gm/B♭ F/C C7
Luft ist kühl und es dun - kelt, und ru - hig fließt der
F F7 B♭ E♭ B♭ Cm/E♭
Rhein, der Gip - fel des Ber - ges fun - kelt im
B♭/F F7 B♭
A - bend - son - nen - schein.

Wenn die bunten Fahnen wehen

(Text und Melodie: Alfred Zschiesche, 1933)

Gymnastischer Tanz

Dauer:	ca. 10 Minuten
Material:	keins / evtl. Liedtexte
Ziel/Wirkung:	Koordination und Reaktion schulen Ausdauer trainieren Sturzprophylaxe gemeinsam Spaß haben
Schwierigkeit:	○○○○

Ablauf

ca. 3–5 min	Musik starten und die Teilnehmenden erraten lassen, um welches Lied es sich handelt. Gedächtnistraining: Gemeinsam den Liedtext aufsagen (ohne Musik). Beispielfragen an die Gruppe zum Thema „Fahnen“: Welche Fahnenarten bzw. Flaggen kennen Sie? Welche Farben haben die Fahnen der verschiedenen Länder? Wer hat schon auf Ausflügen/Wanderungen Lieder gesungen? Und welche?
ca. 3 min	Die Bewegungsabläufe abschnittsweise mit den Teilnehmenden einüben (ohne Musik).
ca. 3 min	Wenn die Teilnehmenden die Bewegungsabläufe sicher ausführen können, gemeinsam tanzen (mit Musik). Die Teilnehmenden angemessen loben.

i Es gibt viele verschiedene Flaggen – nicht nur rechteckige. Die Schweizer Flagge ist beispielsweise quadratisch und die Flagge von Nepal hat mehr als vier Ecken, sie besteht aus zwei übereinanderliegenden Dreiecken. Es gibt auch Fahnen und Flaggen, die eine besondere Bedeutung haben, z.B. die weiße Flagge als Friedenszeichen, die Regenbogenfahne als Zeichen für Toleranz oder die Piratenflagge.

Der Tanz

4/4-Takt: Jeder Takt besteht aus 4 Schlägen.

Takt	Liedtext	Bewegungen
1–4	*Wenn die bunten Fahnen wehen, geht die Fahrt wohl übers Meer.*	beide Hände über den Kopf nehmen und hin- und herwinken
5–8	*Woll'n wir ferne Lande sehen, fällt der Abschied uns nicht schwer.*	Gehschritte am Platz: Beine abwechselnd anheben und absetzen (passend zum Rhythmus der Musik), gleichzeitig Arme leicht angewinkelt mitschwingen („marschieren")
9–10	*Leuchtet die Sonne,*	mit gestrecktem Oberkörper einen großen langsamen Kreis im Uhrzeigersinn beschreiben, Kopf dabei gerade halten
11–12	*ziehen die Wolken,*	mit gestrecktem Oberkörper einen großen langsamen Kreis gegen den Uhrzeigersinn beschreiben
13–14	*klingen die Lieder*	„Wolle wickeln" nach vorn (Unterarme umeinanderdrehen)
15–16	*weit übers Meer.*	„Wolle wickeln" zurück

Zu den weiteren Strophen wird der gleiche Bewegungsablauf durchgeführt.

Der Liedtext

1. Wenn die bunten Fahnen wehen,
geht die Fahrt wohl übers Meer.
Woll'n wir ferne Lande sehen,
fällt der Abschied uns nicht schwer.
Leuchtet die Sonne,
ziehen die Wolken,
klingen die Lieder weit übers Meer.

2. Sonnenschein ist unsre Wonne,
wie er lacht am lichten Tag!
Doch es geht auch ohne Sonne,
wenn sie mal nicht lachen mag.
Blasen die Stürme,
brausen die Wellen,
singen wir mit dem Sturm unser Lied.

3. Hei, die wilden Wandervögel
ziehen wieder durch die Nacht,
schmettern ihre alten Lieder,
dass die Welt vom Schlaf erwacht.
Kommt dann der Morgen,
sind sie schon weiter
über die Berge – wer weiß, wohin.

4. Wo die blauen Gipfel ragen,
lockt so mancher steile Pfad.
Immer vorwärts, ohne Zagen,
bald sind wir dem Ziel genaht!
Schneefelder blinken,
schimmern von Ferne her,
Lande versinken im Wolkenmeer.

Die Noten

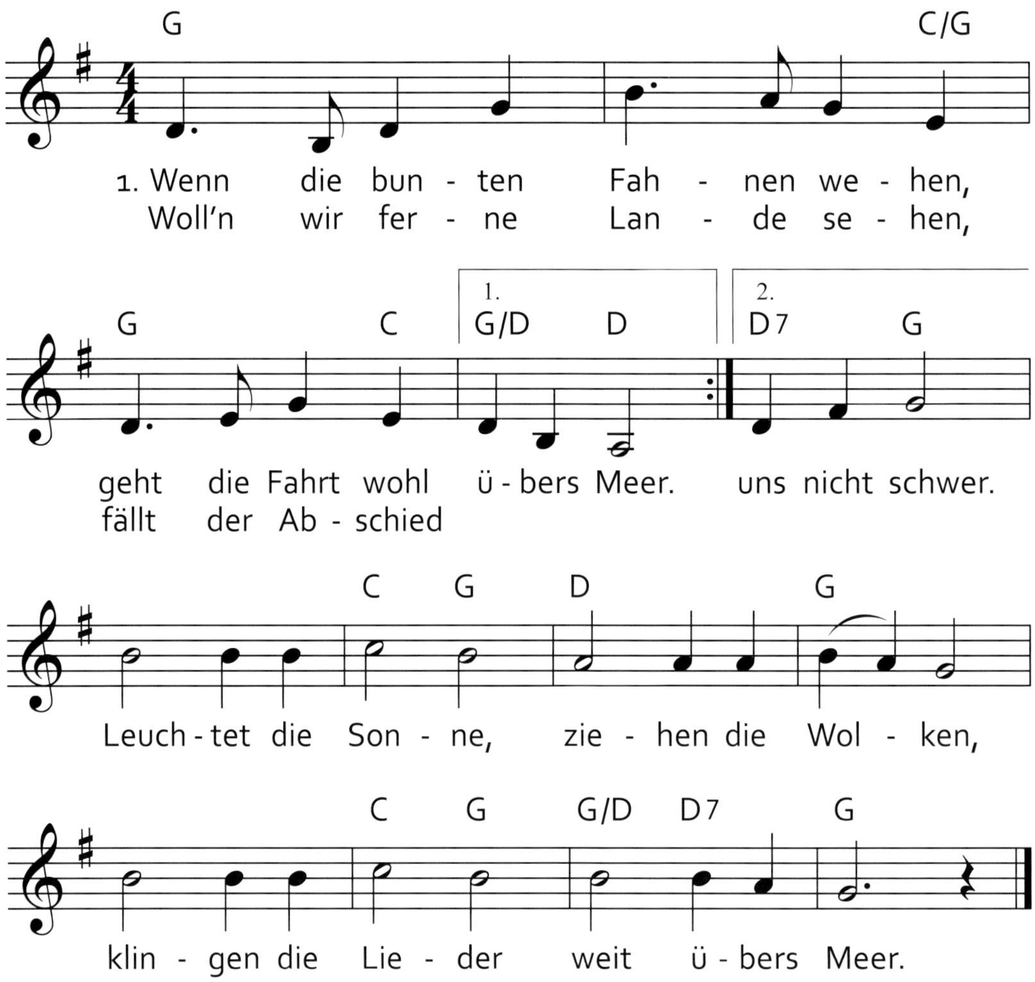
G C/G
1. Wenn die bun - ten Fah - nen we - hen,
Woll'n wir fer - ne Lan - de se - hen,
1. 2.
G C G/D D D7 G
geht die Fahrt wohl ü - bers Meer. uns nicht schwer.
fällt der Ab - schied
C G D G
Leuch - tet die Son - ne, zie - hen die Wol - ken,
C G G/D D7 G
klin - gen die Lie - der weit ü - bers Meer.

Eine Seefahrt, die ist lustig

(Text und Melodie: aus älteren Vorlagen, Verfasser unbekannt)

Gymnastischer Tanz

Dauer:	ca. 10–15 Minuten
Material:	keins / evtl. Liedtexte
Ziel/Wirkung:	Koordination und Ausdauer fördern Muskulatur auf sanfte Weise trainieren und dehnen Sturzprophylaxe gemeinsam Spaß haben
Schwierigkeit:	Version 1: ●○○○ Version 2: ●●○○

Ablauf

ca. 3–5 min	Musik starten und die Teilnehmenden erraten lassen, um welches Lied es sich handelt. Beispielfragen an die Gruppe: Um was geht es in diesem Lied? Wer hat schon einmal eine Schiffsreise mitgemacht? Wer litt auch unter der Seekrankheit?
ca. 5–7 min	Die Bewegungsabläufe abschnittsweise mit den Teilnehmenden einüben (ohne Musik). Bei diesen komplexen Abläufen ruhig etwas Zeit zum Einüben nehmen, damit es danach mit der Musik ohne Überforderung funktioniert.
ca. 3 min	Wenn die Teilnehmenden die Bewegungsabläufe sicher ausführen können, gemeinsam tanzen (mit Musik). Die Teilnehmenden angemessen loben.

i Dieses Lied wurde immer wieder umgedichtet. Ein humorvolles Beispiel:
„Eine Frau von 80 Jahren
hat noch immer keinen Mann,
und sie freut sich ihres Lebens,
weil sie Fußball spielen kann.
Hollahi …"

Der Tanz

Version 1

2/4-Takt: Jeder Takt besteht aus 2 Schlägen.

Takt	Liedtext	Bewegungen
1–2	*Eine **See**fahrt, die ist lustig, eine*	mit rechtem Fuß 1x nach vorn tippen und Fuß wieder zurücknehmen
3–4	***See**fahrt, die ist schön, ja, da*	mit linkem Fuß 1x nach vorn tippen und Fuß wieder zurücknehmen
5–6	***kann** man manche **Leu**te an der*	mit rechtem Fuß 1x nach rechts tippen und Fuß wieder zurücknehmen
7–8	***Re**ling spucken sehn.*	mit linkem Fuß 1x nach links tippen und Fuß wieder zurücknehmen
9	*Holla**hi**,*	mit rechtem Arm parallel zum Boden einen Kreis im Uhrzeigersinn beschreiben
10–12	*holla**ho**,*	mit linken Arm parallel zum Boden einen Kreis im Uhrzeigersinn beschreiben
13–14	*holla**hia,** hia, hia, holla-*	beide Arme gleichzeitig nach vorn/oben und zurück schwingen
15	*ho!*	mit beiden Armen einen senkrechten Kreis beschreiben – rechter Arm im Uhrzeigersinn, linker Arm gegen den Uhrzeigersinn („Fenster wischen“)

Zu den weiteren Strophen wird der gleiche Bewegungsablauf wiederholt.

Die fett und in Rot gedruckten Textstellen markieren Taktanfänge. Meist fängt man automatisch an der richtigen Stelle mit den Bewegungen an.

Version 2

2/4-Takt: Jeder Takt besteht aus 2 Schlägen.

Takt	Liedtext	Bewegungen
1 2	*Eine **See**fahrt, die ist **lus**tig, eine*	rechten Fuß nach vorn stellen und dort lassen, dann linken Fuß nach vorn stellen und dort lassen
3–4	***See**fahrt, die ist **schön**, ja, da*	rechten Fuß wieder zurückstellen, dann linken Fuß wieder zurückstellen
5	***kann** man manche*	mit rechter Hand sanft auf rechten Oberschenkel patschen
6	***Leu**te an der*	mit linker Hand sanft auf linken Oberschenkel patschen
7–8	***Rel**ing spucken **sehn**.*	mit rechter Hand auf rechte Schulter tippen und zurücknehmen, mit linker Hand auf linke Schulter tippen und zurücknehmen
9	*Holla**hi**,*	rechtes Bein und gleichzeitig rechten Arm vor- und zurückschwingen
10–12	*holla**ho**,*	linkes Bein und gleichzeitig linken Arm vor- und zurückschwingen
13–14	*holla**hia,** hia, hia, holla-*	mit beiden Armen gleichzeitig 2x nach vorn/ oben und zurück schwingen
15	*ho!*	mit beiden Armen einen senkrechten Kreis beschreiben – rechter Arm im Uhrzeigersinn, linker Arm gegen den Uhrzeigersinn („Fenster wischen")

Zu den weiteren Strophen wird der gleiche Bewegungsablauf durchgeführt.

Die fett und in Rot gedruckten Textstellen markieren Taktanfänge. Meist fängt man automatisch an der richtigen Stelle mit den Bewegungen an.

Der Liedtext

1. Eine Seefahrt, die ist lustig,
eine Seefahrt, die ist schön,
ja, da kann man manche Leute
an der Reling spucken sehn.
|: Hollahi, hollaho, hollahia, hia, hia, hollaho! :|

2. Unser Käpt'n ist stets nüchtern,
und er mag auch keinen Rum,
bei den Frauen ist er schüchtern,
na, das ist doch wirklich dumm.
|: Hollahi, hollaho, hollahia, hia, hia, hollaho! :|

3. Und die Möwen, froh und heiter,
kleckern öfter was aufs Deck,
doch der Moses nimmt den Schrubber
und fegt alles wieder weg.
|: Hollahi, hollaho, hollahia, hia, hia, hollaho! :|

4. Kommt das Schiff mal in den Hafen,
geht die Mannschaft schnell an Land,
keiner will an Bord mehr schlafen,
na, das ist doch wohlbekannt.
|: Hollahi, hollaho, hollahia, hia, hia, hollaho! :|

Die Noten

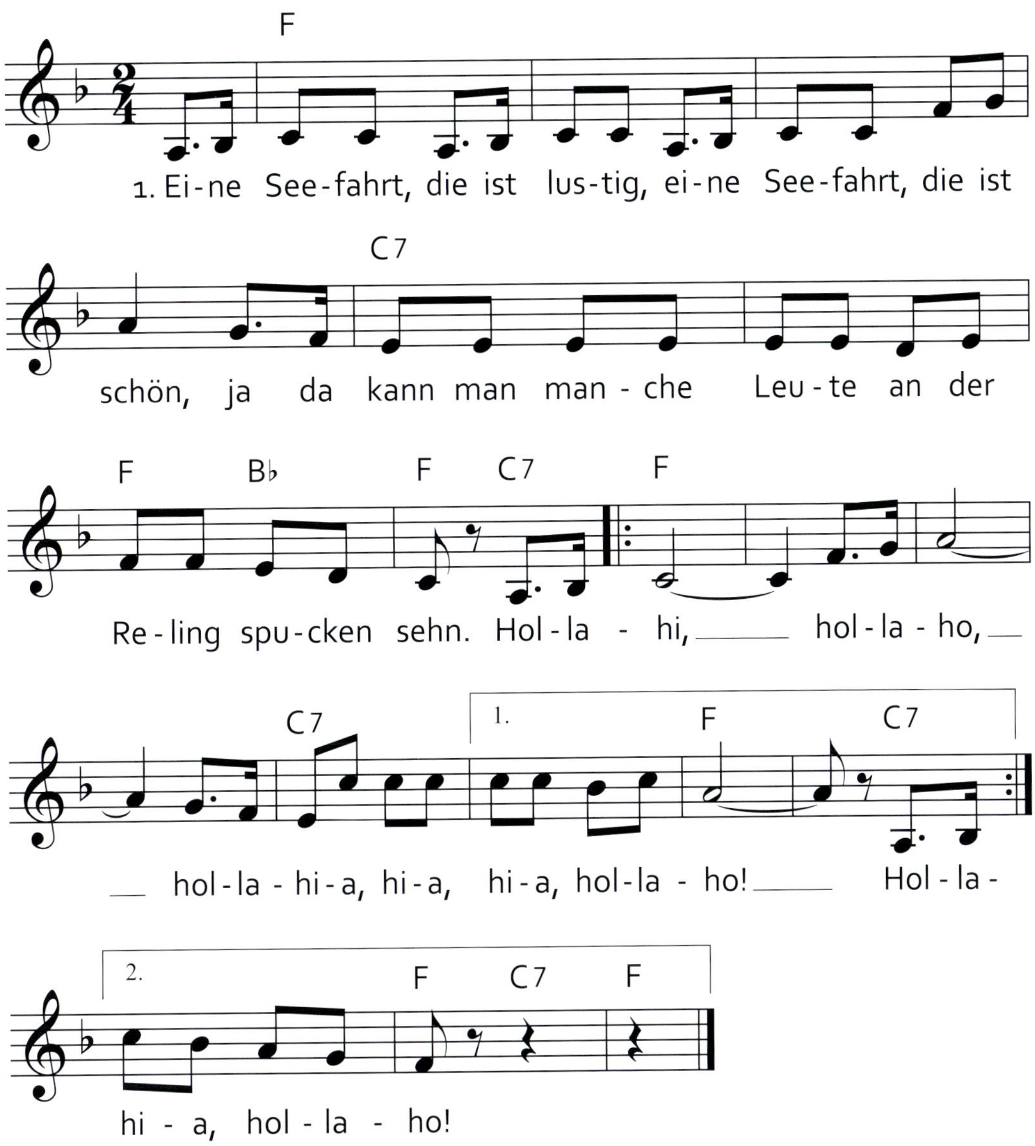
F
1. Ei-ne See-fahrt, die ist lus-tig, ei-ne See-fahrt, die ist
C7
schön, ja da kann man man - che Leu - te an der
F B♭ F C7 F
Re - ling spu - cken sehn. Hol - la - hi, hol - la - ho,
C7 1. F C7
hol - la - hi - a, hi - a, hi - a, hol - la - ho! Hol - la -
2. F C7 F
hi - a, hol - la - ho!

Sitztänze rund um die Liebe

Ännchen von Tharau

(Text: Simon Dach, 1636; Melodie: heutige Version von Friedrich Silcher, 1827)

Tanz mit Tüchern

Dauer:	ca. 10–15 Minuten
Material:	pro Person 2 Chiffontücher
Ziel/Wirkung:	Beweglichkeit der Gelenke fördern Koordination schulen Muskulatur auf sanfte Weise trainieren Freude am gemeinsamen Tanzen mit bunten Tüchern und Musik
Schwierigkeit:	○○○○

Ablauf

ca. 5 min	Musik starten und die Teilnehmenden das Lied erraten lassen. Gemeinsam über das Lied sprechen: Wer könnte „Ännchen von Tharau" gewesen sein? (Tochter des Pfarrers von Tharau) Wie war das früher mit Pfarrer und Pfarrersfrau und den Kindern (in den evangelischen Gemeinden)? Wer hat Erinnerungen an deren Zusammenleben? Wie war es bei den Katholiken? (Pfarrer und Haushälterin ...)
ca. 3 min	Die Bewegungsabläufe abschnittsweise mit den Teilnehmenden einüben (ohne Musik).
ca. 3–5 min	Wenn die Teilnehmenden die Bewegungsabläufe sicher ausführen können, gemeinsam tanzen (mit Musik). Die Teilnehmenden angemessen loben.

i Das Lied „Ännchen von Tharau" stammt aus Ostpreußen. Im Original hat das Lied 17 Strophen und besingt Anna Neander, eine Pfarrerstochter aus Tharau. Das Lied entstand anlässlich ihrer eigenen Hochzeit mit einem Pfarrer. Sie war dreimal verheiratet, jeweils mit dem nachfolgenden Pfarrer derselben Gemeinde. Sie überlebte alle drei. Im Liedtext geht es um die wahre Liebe: auch dann zueinanderzuhalten, wenn man schwere Zeiten erlebt.

Der Tanz

3/4-Takt: Jeder Takt besteht aus 3 Schlägen.
Die Teilnehmenden halten in jeder Hand ein Chiffontuch – am besten in der Mitte, dann schwingt es am schönsten.

Takt	Liedtext	Bewegungen
1–4	*Ännchen von Tharau ist's die mir gefällt.*	beide Tücher 2x gegengleich vor- und zurückschwingen
5–8	*Sie ist mein Reichtum, mein Gut und mein Geld.*	beide Tücher 2x gleichzeitig nach außen und zurück schwingen (rechtes Tuch nach rechts, linkes Tuch nach links)
9–12	*Ännchen von Tharau hat wieder ihr Herz*	beide Tücher 2x gegengleich vor- und zurückschwingen
13–16	*auf mich gerichtet in Lieb und in Schmerz.*	beide Tücher 2x gleichzeitig nach außen und zurück schwingen
17–20	*Ännchen von Tharau, mein Reichtum, mein Gut,*	mit dem rechten Tuch 2 Kreise parallel zum Boden im Uhrzeigersinn beschreiben
21–24	*du meine Seele, mein Fleisch und mein Blut.*	mit dem linken Tuch 2 Kreise parallel zum Boden gegen den Uhrzeigersinn beschreiben

Zu den weiteren Strophen wird der gleiche Bewegungsablauf durchgeführt.

Um den Tanz etwas anspruchsvoller zu gestalten, können bei den Takten 17–24 zusätzlich die Beine bewegt werden:
Takt 17–20: gleichzeitig zur Armbewegung 2 Kreise mit dem rechten Fuß am Boden beschreiben
Takt 21–24: gleichzeitig zur Armbewegung 2 Kreise mit dem linken Fuß am Boden beschreiben

Der Liedtext

1. Ännchen von Tharau ist's, die mir gefällt.
Sie ist mein Reichtum, mein Gut und mein Geld.
Ännchen von Tharau hat wieder ihr Herz
auf mich gerichtet in Lieb und in Schmerz.
Ännchen von Tharau, mein Reichtum, mein Gut,
du meine Seele, mein Fleisch und mein Blut.

2. Käm alles Wetter gleich auf uns zu schlahn,
wir sind gesinnt, beieinander zu stahn.
Krankheit, Verfolgung, Betrübnis und Pein
soll unsrer Liebe Verknotigung sein.
Ännchen von Tharau, mein Reichtum, mein Gut,
du meine Seele, mein Fleisch und mein Blut.

3. Recht als ein Palmenbaum über sich steigt,
je mehr ihn Hagel und Regen anficht,
so wird die Lieb in uns mächtig und groß
durch Kreuz, durch Leiden, durch mancherlei Not.
Ännchen von Tharau, mein Reichtum, mein Gut,
du meine Seele, mein Fleisch und mein Blut.

4. Würdest du gleich einmal von mir getrennt,
lebtest da, wo man die Sonne kaum kennt,
ich will dir folgen durch Wälder, durch Meer,
Eisen und Kerker und feindliche Heer.
Ännchen von Tharau, mein Licht, meine Sonn,
mein Leben schließ ich um deines herum.

Die Noten

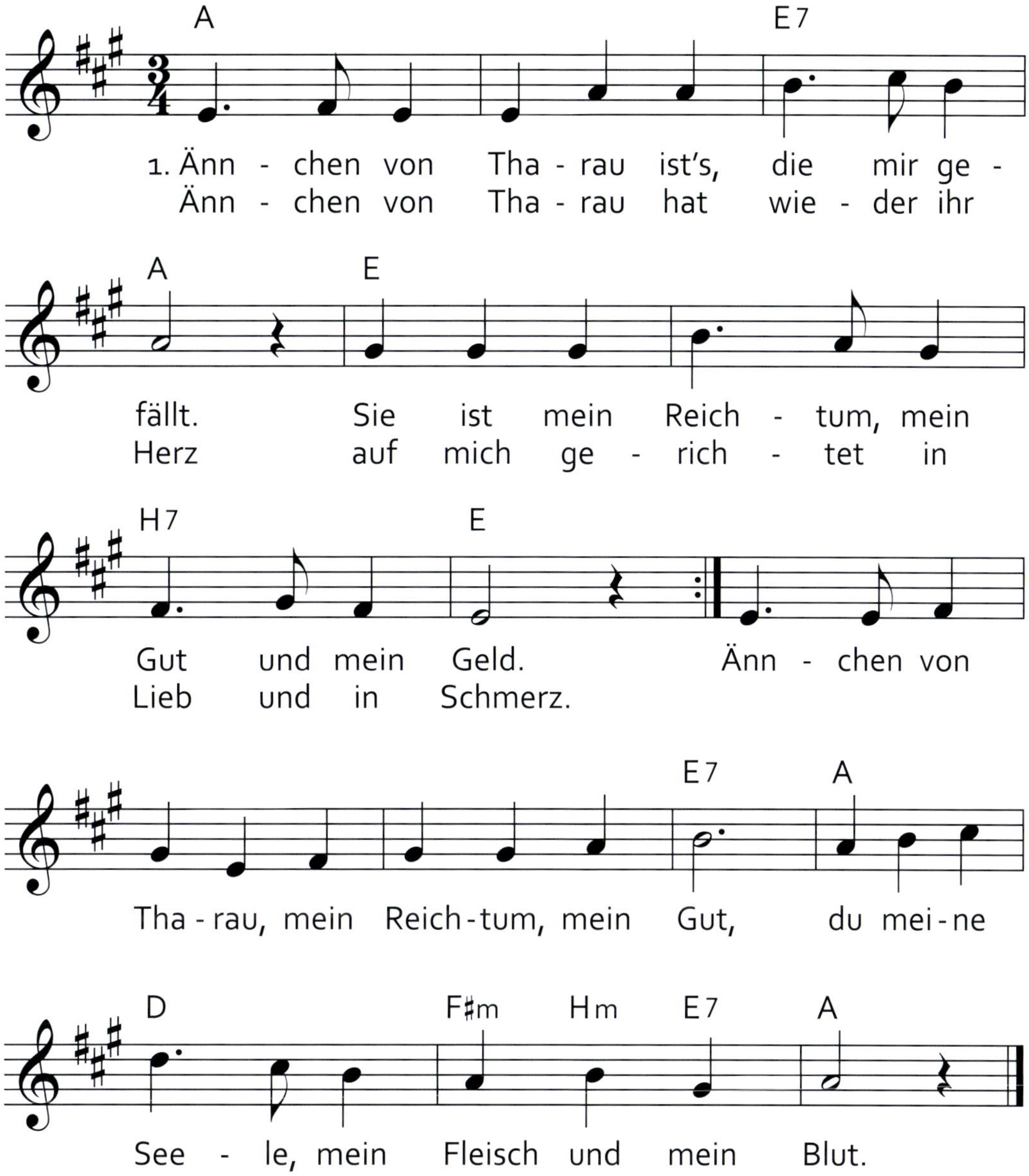
A E7
1. Änn - chen von Tha - rau ist's, die mir ge -
Änn - chen von Tha - rau hat wie - der ihr
A E
fällt. Sie ist mein Reich - tum, mein
Herz auf mich ge - rich - tet in
H7 E
Gut und mein Geld. Änn - chen von
Lieb und in Schmerz.
E7 A
Tha - rau, mein Reich - tum, mein Gut, du mei - ne
D F♯m Hm E7 A
See - le, mein Fleisch und mein Blut.

Du, du liegst mir im Herzen

(Melodie und Text: Verfasser unbekannt, um 1820)

Gymnastischer Tanz

Dauer:	ca. 10–15 Minuten
Material:	keins / evtl. Liedtexte
Ziel/Wirkung:	Koordination und Reaktion fördern Bewegungsabläufe trainieren Sturzprophylaxe gemeinsam Spaß haben
Schwierigkeit:	●○○○

Ablauf

ca. 3 min	Musik starten und die Teilnehmenden erraten lassen, um welches Lied es sich handelt. Gemeinsam über das Lied sprechen: Aus welcher Zeit könnte es stammen? Welche bekannten Sänger und Sängerinnen haben dieses Lied schon gesungen? Verbinden Sie persönlich etwas mit diesem Lied?
ca. 5 min	Die Bewegungsabläufe abschnittsweise mit den Teilnehmenden einüben (ohne Musik).
ca. 3–5 min	Wenn die Teilnehmenden die Bewegungsabläufe sicher ausführen können, gemeinsam tanzen (mit Musik). Die Teilnehmenden angemessen loben.

i „Du, du liegst mir im Herzen" wurde unter anderem gesungen von: Marlene Dietrich (1951), The Beat Brothers (1964), Vicky Leandros (1977) und Hermann Prey (1975).

Der Tanz

3/4-Takt: Jeder Takt besteht aus 3 Schlägen.

Takt	Liedtext	Bewegungen
1	*Du,*	rechte Hand grüßt nach vorn und bleibt dort
2	*du*	linke Hand grüßt nach vorn
3–4	*liegst mir im Herzen,*	beide Hände gleichzeitig zum Herzen führen
5	*du,*	rechte Hand grüßt nach vorn und bleibt dort
6	*du*	linke Hand grüßt nach vorn
7–8	*liegst mir im Sinn.*	beide Hände gleichzeitig zum Herzen führen
9	*Du,*	mit beiden Händen sanft auf die Oberschenkel patschen
10	*du*	beide Hände grüßen gleichzeitig nach vorn
11	*machst mir viel*	mit beiden Hände auf die Oberschenkel patschen
12	*Schmerzen,*	beide Hände grüßen gleichzeitig nach vorn
13–16	*weißt nicht, wie gut ich dir bin.*	Oberkörper 2x hin- und herwiegen
17	*Ja,*	mit beiden Hände auf die Oberschenkel patschen
18	*ja,*	in die Hände klatschen
19	*ja,*	beide Hände gekreuzt auf die Schultern legen
20	*ja,*	beide Arme in die Höhe strecken und wieder nach unten nehmen
21–23	*weißt nicht, wie gut ich dir bin.*	Oberkörper 2x hin- und herwiegen

Zu den weiteren Strophen wird der gleiche Bewegungsablauf durchgeführt.

Je nach Variante des Liedes kann es sein, dass die Takte 17–23 wiederholt werden. Auch kann zwischen den Strophen Musik ohne Gesang ertönen – dann am besten eine Bewegungspause einlegen.

Der Liedtext

1. Du, du liegst mir im Herzen,
du, du liegst mir im Sinn.
Du, du machst mir viel Schmerzen,
weißt nicht, wie gut ich dir bin.
Ja, ja, ja, ja, weißt nicht, wie gut ich dir bin.

2. So, so, wie ich dich liebe,
so, so liebe auch mich.
Die, die zärtlichsten Triebe,
fühl ich allein nur für dich.
Ja, ja, ja, ja, fühl ich allein nur für dich!

3. Doch, doch darf ich dir trauen,
dir, dir mit leichtem Sinn.
Du, du darfst auf mich bauen,
weißt ja, wie gut ich dir bin.
Ja, ja, ja, ja, weißt ja, wie gut ich dir bin.

4. Und, und, wenn in der Ferne
dir, dir, mein Bild erscheint.
Dann, dann wünscht ich so gerne,
dass uns die Liebe vereint.
Ja, ja, ja, ja, dass uns die Liebe vereint.

Die Noten

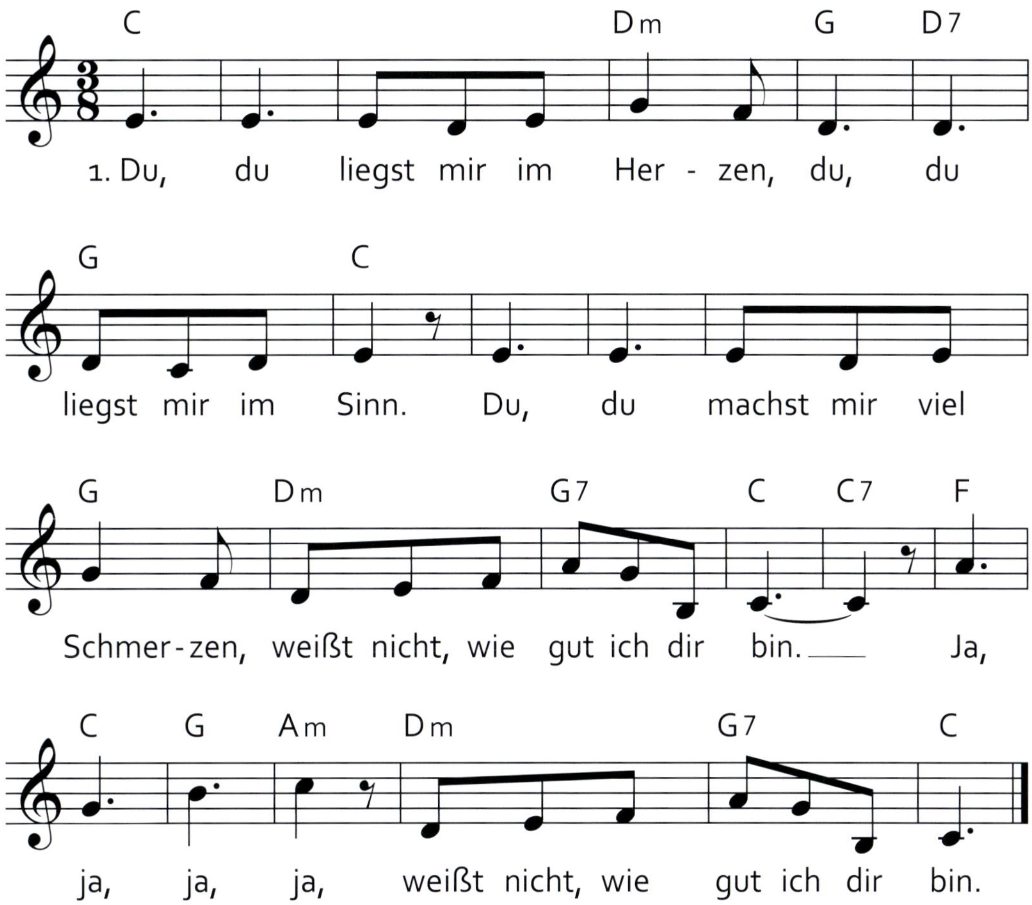
C Dm G D7
1. Du, du liegst mir im Her - zen, du, du
G C
liegst mir im Sinn. Du, du machst mir viel
G Dm G7 C C7 F
Schmer-zen, weißt nicht, wie gut ich dir bin. Ja,
C G Am Dm G7 C
ja, ja, ja, weißt nicht, wie gut ich dir bin.

Kommt ein Vogel geflogen

(Text: Johann Strolz, 1807 im Tiroler Dialekt; heutige Fassung als Kinderlied von 1911; Melodie: Volksweise)

Tanz mit Stäben

Dauer:	ca. 15 Minuten
Material:	pro Person 2 Holzstäbe, Papprollen o.Ä.
Ziel/Wirkung:	Reaktion trainieren Koordination fördern Merkfähigkeit trainieren – Gedächtnistraining Rhythmusgefühl schulen
Schwierigkeit:	●●●○

Ablauf

ca. 5 min	Musik starten und die Teilnehmenden erraten lassen, um welches Lied es sich handelt. Gedächtnistraining: Gemeinsam den Liedtext aufsagen (ohne Musik). Gemeinsam über das Lied sprechen. Beispielfragen in die Runde: Wer spricht in dieser Tanzrunde einen Dialekt? Wer spricht Hochdeutsch? Was sind bekannte deutsche Dialekte? (Bayerisch, Sächsisch, Plattdeutsch ...) Wer hatte früher Brieftauben oder kannte jemanden, der welche hatte?
ca. 5–7 min	Die Bewegungsabläufe abschnittsweise mit den Teilnehmenden einüben (ohne Musik).
ca. 3–5 min	Wenn die Teilnehmenden die Bewegungsabläufe sicher ausführen können, gemeinsam tanzen (mit Musik). Die Teilnehmenden angemessen loben.
Im Anschluss	Mit den Holzstäben / Papprollen weitere rhythmische, spielerische oder koordinative Bewegungen mit oder ohne Musik ausführen.

i Im Original aus dem 19. Jahrhundert geht es nicht, wie in der heute bekannten Fassung, um einen Gruß an die Mutter, sondern an die Liebste.

Der Tanz

3/4-Takt: Jeder Takt besteht aus 3 Schlägen.

Die Teilnehmenden halten in jeder Hand einen Holzstab oder eine Papprolle.

Takt	Liedtext	Bewegungen
1	*Kommt ein* ***Vo-*** *gel ge-*	1x beide Stäbe aufeinanderschlagen, dann 2x mit den Stäben sanft auf die Oberschenkel tippen
2	*flogen, setzt sich*	wie Takt 1
3	*nie-* *der* *auf mein'*	1x Stäbe aufeinanderschlagen 1x sanft auf die Oberschenkel tippen 1x Stäbe aufeinanderschlagen
4	*Fuß, hat ein'*	1x sanft auf die Oberschenkel tippen und kurz verharren
5	***Zet-*** *tel im*	rechte Hacke vorn aufstellen und dort lassen 2x beide Stäbe aufeinanderschlagen
6	*Schna-* *bel, von der*	linke Hacke vorn aufstellen und dort lassen 2x beide Stäbe aufeinanderschlagen
7	*Mut-* *ter* *ein'*	rechten Fuß zurückstellen 1x beide Stäbe aufeinanderschlagen linken Fuß zurückstellen
8	*Gruß*	1x beide Stäbe aufeinanderschlagen und kurz verharren

Zu den weiteren Strophen wird der gleiche Bewegungsablauf durchgeführt.

Der Bewegungsanfang liegt bei der fett und in Rot markierten Silbe „**Vo-**" (von „Vogel").

Der Liedtext

1. Kommt ein Vogel geflogen,
setzt sich nieder auf mein' Fuß,
hat ein' Zettel im Schnabel,
von der Mutter einen Gruß.

2. Lieber Vogel, flieg weiter,
bring ein' Gruß mit, einen Kuss,
denn ich kann dich nicht begleiten,
weil ich hier bleiben muss.

Der Liedtext im Original (19. Jahrhundert)

1. Kimmt a Vogerl' geflogen,
Setzt si nieder auf mein Fuß,
Hat a Zetterl im Goschl
Und vom Diandl an'n Gruß.

2. Und a Büchserl zum Schießen
Und an Straußring zum Schlag'n,
Und a Diandl zum Lieben
Muß a frischer Bub' hab'n.

3. Hast mi allweil vertröstet
Auf die Summeri-Zeit;
Und der Summer is kumma,
Und mei Schatzerl is weit.

4. Daheim is mei Schatzerl,
In der Fremd bin ich hier,
Und es fragt halt kei Katzerl,
Kei Hunderl nach mir.

5. In der Fremd' sein d' Wiena
Und d' Wiena sein harb,
Machen traurige Mienen,
Weil's Muetterli starb.

6. Liebes Vogerl flieg weiter,
Nimm Gruß mit und Kuß!
Und i kann di nit begleit'n,
Weil i hier bleiben muß.

Die Noten

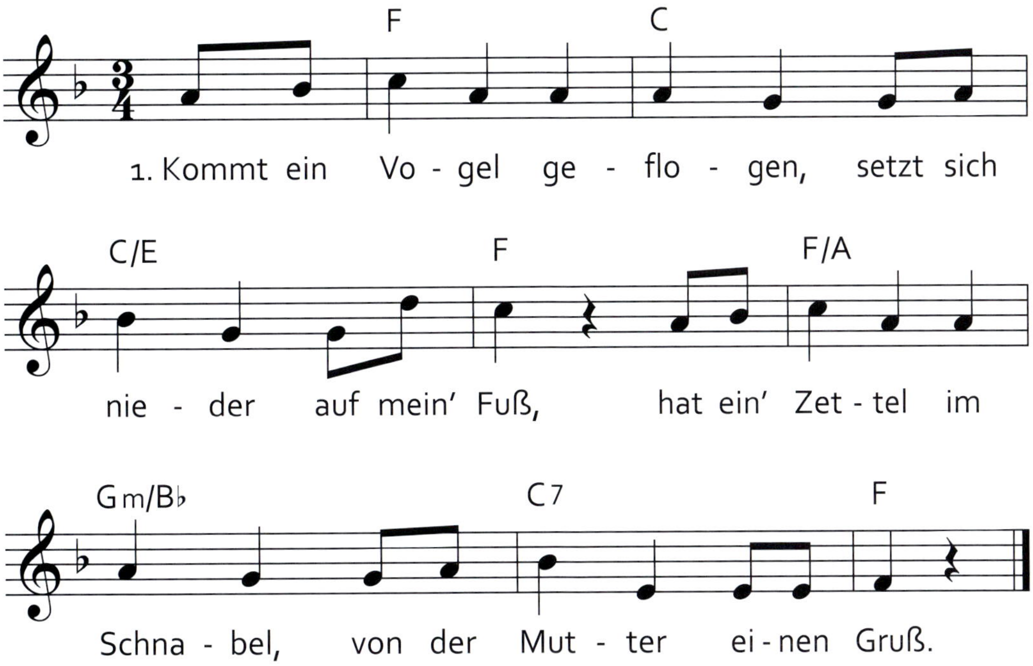
F C
1. Kommt ein Vo - gel ge - flo - gen, setzt sich
C/E F F/A
nie - der auf mein' Fuß, hat ein' Zet - tel im
Gm/B♭ C7 F
Schna - bel, von der Mut - ter ei - nen Gruß.

Muss i denn zum Städtele hinaus

(Text: Friedrich Silcher, 1827; altwürttembergische Melodie)

Fingertanz

Dauer:	ca. 15 Minuten
Material:	keins / evtl. Liedtexte
Ziel/Wirkung:	Fingergelenke mobilisieren und trainieren Reaktions- und Gedächtnistraining komplexe Bewegungsabläufe üben Sturzprophylaxe
Schwierigkeit:	●●●○

Ablauf

ca. 3–5 min	Musik starten und die Teilnehmenden erraten lassen, um welches Lied es sich handelt. Gedächtnistraining: Gemeinsam den Liedtext aufsagen (ohne Musik). Beispielfragen in die Runde: Aus welcher Zeit könnte das Lied stammen? Um was geht es in diesem Lied? Kann jeder diesen Dialekt verstehen? Welcher berühmte Sänger hat dieses Lied international bekannt gemacht?
ca. 5–7 min	Die Bewegungsabläufe abschnittsweise mit den Teilnehmenden einüben (ohne Musik). Bei diesen komplexen Abläufen ruhig etwas Zeit zum Einüben nehmen, damit es später mit der Musik ohne Überforderung funktioniert.
ca. 3 min	Wenn die Teilnehmenden die Bewegungsabläufe sicher ausführen können, gemeinsam tanzen (mit Musik). Die Teilnehmenden angemessen loben.

i „Muss i denn zum Städtele hinaus" wurde 1960 mit Elvis Presley und 1961 mit Joe Dowell in der englischsprachigen Version „Wooden Heart" zum Hit, wodurch die deutsche Volksweise weltweit bekannt wurde.

Der Tanz

4/4-Takt: Jeder Takt besteht aus 4 Schlägen.

Takt	Liedtext	Bewegungen
1–2	*Muss i* ***denn****, muss i denn zum Städtele hinaus,*	rechte Hand: alle Finger tippen nacheinander auf den rechten Daumen; die Finger zwischendurch immer wieder strecken
3–4	*Städtele hinaus, und du, mein Schatz, bleibst*	linke Hand: alle Finger tippen nacheinander auf den linken Daumen
5	*hier?*	beide Hände zu Fäusten schließen und wieder öffnen
6–7	*Wenn i* ***komm****, wenn i komm, wenn i wieder, wieder komm,*	wie Takt 1–4, aber mit beiden Händen gleichzeitig
8–9	*wieder, wieder komm, kehr i ein, mein Schatz, bei*	wie Takt 6–7, aber andere Richtung, kleine Finger beginnen
10	*dir.*	beide Hände zu Fäusten schließen und wieder öffnen
11–12	*Kann i glei net allweil bei dir sein,*	rechte Schulter 2x nach hinten kreisen
13–14	*han i doch mei Freud an dir!*	linke Schulter 2x nach hinten kreisen
15–16	*Wenn i* ***komm****, wenn i komm,* *wenn i* ***wieder****, wieder komm,*	mit rechtem Fuß 2x vor- und zurücktippen mit linkem Fuß 2x vor- und zurücktippen
17	*wieder, wieder komm,*	abwechselnd mit rechtem und linkem Fuß 1x vor- und zurücktippen
18–19	*kehr i* ***ein****, mein Schatz, bei* ***dir****.*	2x beide Hände zu Fäusten schließen und wieder öffnen

Zu den weiteren Strophen wird der gleiche Bewegungsablauf durchgeführt.

Die fett und in Rot gedruckten Textstellen weisen auf die Takt- bzw. Bewegungsanfänge hin. Meist führt man die Bewegungen automatisch an der richtigen Stelle aus.
Je nach Lied-Variante werden die Takte 11–19 wiederholt.

Der Liedtext

1. Muss i denn, muss i denn
zum Städtele hinaus, Städtele hinaus,
und du, mein Schatz, bleibst hier?
Wenn i komm, wenn i komm,
wenn i wieder, wieder komm, wieder, wieder komm,
kehr i ein, mein Schatz, bei dir.
Kann i glei net allweil bei dir sein,
han i doch mei Freud an dir!
Wenn i komm, wenn i komm,
wenn i wieder, wieder komm, wieder, wieder komm,
kehr i ein, mein Schatz, bei dir.

2. Wie du weinst, wie du weinst,
dass i wandere muss, wandere muss,
wie wenn d' Lieb' jetzt wär vorbei!
Sind au drauß, sind au drauß
der Mädele viel, Mädele viel,
lieber Schatz, i bleib dir treu.
Denk du net, wenn i 'ne Andre seh,
no sei mein' Lieb' vorbei;
sind au drauß, sind au drauß
der Mädele viel, Mädele viel,
lieber Schatz, i bleib dir treu.

3. Über's Jahr, über's Jahr,
wenn me Träubele schneid't, Träubele schneid't,
stell i hier mi wiedrum ein;
bin i dann, bin i dann
dein Schätzele noch, Schätzele noch,
so soll die Hochzeit sein.
Über's Jahr, do ist mein' Zeit vorbei,
Da g'hör i mein und dein;
bin i dann, bin i dann
dein Schätzele noch, Schätzele noch,
so soll die Hochzeit sein.

Die Noten

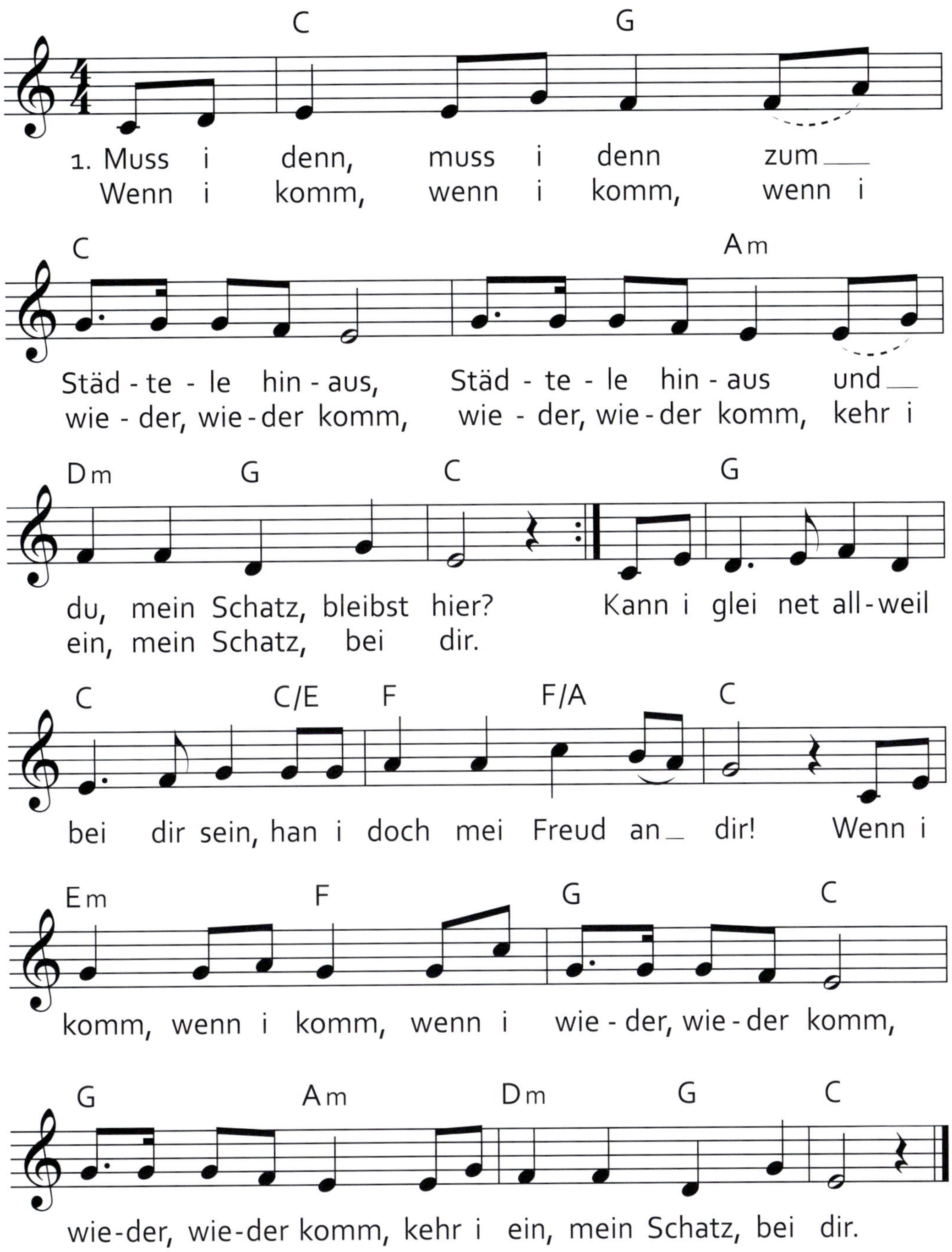
C G
1. Muss i denn, muss i denn zum
Wenn i komm, wenn i komm, wenn i
C Am
Städ - te - le hin - aus, Städ - te - le hin - aus und
wie - der, wie - der komm, wie - der, wie - der komm, kehr i
Dm G C G
du, mein Schatz, bleibst hier? Kann i glei net all - weil
ein, mein Schatz, bei dir.
C C/E F F/A C
bei dir sein, han i doch mei Freud an dir! Wenn i
Em F G C
komm, wenn i komm, wenn i wie - der, wie - der komm,
G Am Dm G C
wie - der, wie - der komm, kehr i ein, mein Schatz, bei dir.

Wenn alle Brünnlein fließen

(Text: heutige Fassung von Friedrich Silcher, 1855; Melodie: Die heutige Version ist zurückzuführen auf Mozarts „Zauberflöte", 1791 – noch bekannter wurde die Melodie in der Version von Friedrich Silcher.)

Tanz mit Tüchern

Dauer:	ca. 10 Minuten
Material:	pro Person 2 Chiffontücher
Ziel/Wirkung:	Bewusstsein und Aufmerksamkeit für das Gruppengeschehen mit den Tüchern fördern Koordination schulen Sturzprophylaxe gemeinsam Spaß haben
Schwierigkeit:	●○○○

Ablauf

ca. 3–5 min	Musik starten und die Teilnehmenden erraten lassen, um welches Lied es sich handelt. Gedächtnistraining: Gemeinsam den Liedtext aufsagen (ohne Musik). Gemeinsam über das Lied sprechen. Beispielfragen in die Runde: Aus welcher Zeit könnte das Lied stammen? Um was geht es in diesem Lied?
ca. 3 min	Die Bewegungsabläufe abschnittsweise mit den Teilnehmenden einüben (ohne Musik).
ca. 3 min	Wenn die Teilnehmenden die Bewegungsabläufe sicher ausführen können, gemeinsam tanzen (mit Musik). Die Teilnehmenden angemessen loben.

i „Wenn alle Brünnlein fließen" ist eines der ältesten deutschen Volkslieder. Erste Aufzeichnungen stammen von dem Komponisten Leonard Kleber aus dem Jahr 1520. Es geht um: heimliches Verliebtsein in ein Mädchen, ohne es zeigen zu dürfen („winken mit den Äugelein"), und die Hoffnung, die schöne Angebetete als Frau zu gewinnen (wenn im Mittelalter eine junge Frau das „Treten auf den Fuß" erwiderte, dann kam dies einem Eheversprechen gleich).

Der Tanz

4/4-Takt: Jeder Takt besteht aus 4 Schlägen.
Die Teilnehmenden halten in jeder Hand ein Chiffontuch – am besten in der Mitte, dann schwingt es am schönsten.

Takt	Liedtext	Bewegungen
1–2	*Wenn* ***alle*** *Brünnlein fließen,*	beide Tücher gleichzeitig 2x vor- und zurückschwingen
3–4	*so* ***muss*** *man trinken,*	beide Tücher gleichzeitig nach vorn nehmen und mit einer wellenartig fließenden Bewegung zurückführen
5–6	*wenn* ***ich*** *mein' Schatz nicht rufen darf,*	beide Tücher gleichzeitig 2x vor- und zurückschwingen
7–8	*tu* ***ich*** *ihm winken.*	beide Tücher gleichzeitig nach vorn nehmen und mit einer wellenartig fließenden Bewegung zurückführen
9–10	*Wenn* ***ich*** *mein' Schatz nicht rufen darf,*	rechtes Tuch und gleichzeitig rechtes Bein 2x vor- und zurückschwingen
11–12	*ju, ja, rufen darf,*	linkes Tuch und gleichzeitig linkes Bein 2x vor- und zurückschwingen
13–14	*tu* ***ich*** *ihm winken.*	beide Tücher vor dem Körper hin- und herschwingen (nach rechts und links)

Zu den weiteren Strophen wird der gleiche Bewegungsablauf durchgeführt.

Die fett und in Rot gedruckten Textstellen weisen auf die Takt- bzw. Bewegungsanfänge hin. Meist führt man die Bewegungen automatisch an der richtigen Stelle aus.

Der Liedtext

1. Wenn alle Brünnlein fließen,
so muss man trinken,
wenn ich mein' Schatz nicht rufen darf,
tu ich ihm winken.
Wenn ich mein' Schatz nicht rufen darf,
ju, ja, rufen darf,
tu ich ihm winken.

2. Ja, winken mit den Äugelein
und treten auf den Fuß;
ist eine in der Stube drin,
die mir noch werden muss,
ist eine in der Stube drin,
ju, ja, Stube drin,
die mir noch werden muss.

3. Warum soll sie's nicht werden?
Ich seh sie gar zu gern;
sie hat zwei blaue Äugelein,
die leuchten wie zwei Stern.
Sie hat zwei blaue Äugelein,
ju, ja, Äugelein,
die leuchten wie zwei Stern.

4. Sie hat zwei rote Wängelein,
sind röter als der Wein;
ein solches Mädel findst du nicht
wohl unterm Sonnenschein.
Ein solches Mädchen findst du nicht,
ju, ja, findst du nicht,
wohl unterm Sonnenschein.

Die Noten

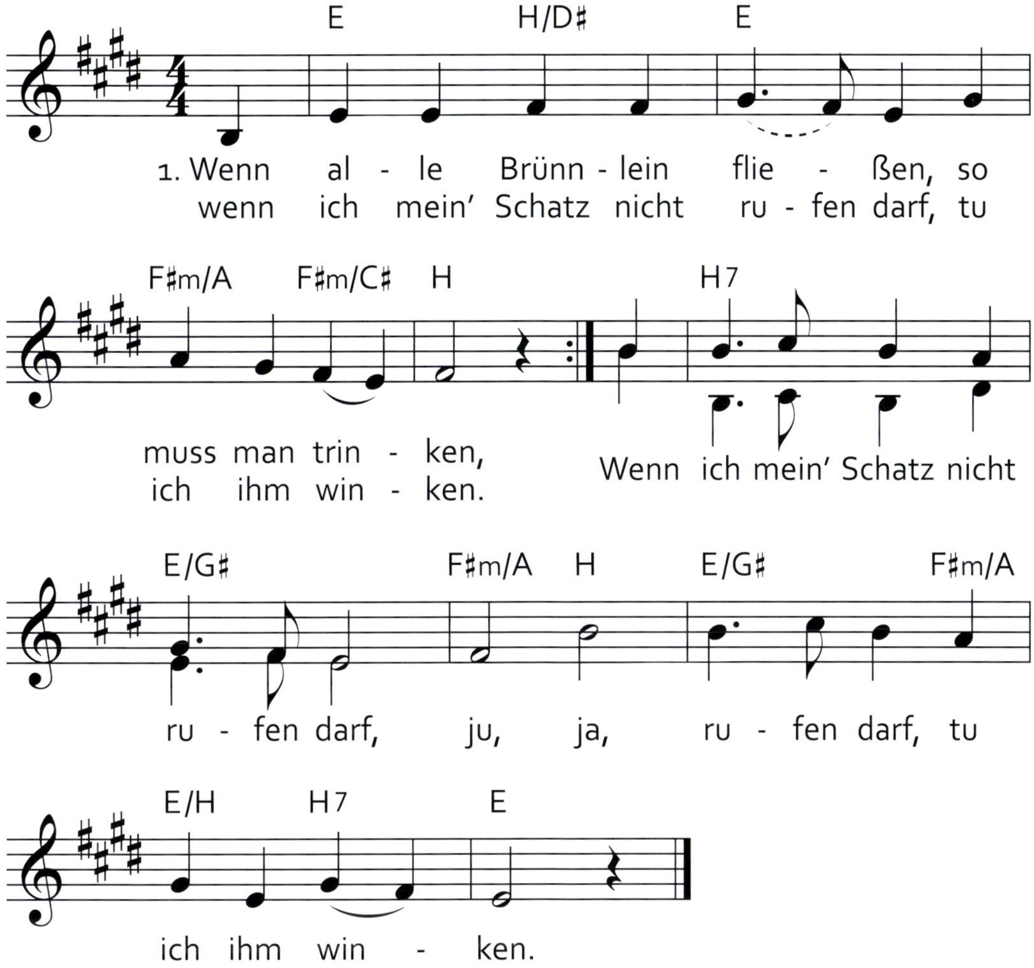
E H/D♯ E
1. Wenn al - le Brünn - lein flie - ßen, so
wenn ich mein' Schatz nicht ru - fen darf, tu
F♯m/A F♯m/C♯ H H7
muss man trin - ken,
ich ihm win - ken.
Wenn ich mein' Schatz nicht
E/G♯ F♯m/A H E/G♯ F♯m/A
ru - fen darf, ju, ja, ru - fen darf, tu
E/H H7 E
ich ihm win - ken.

Der Refrain des Liedes kann höher oder tiefer gesunden werden. Die betreffenden Stellen sind zweistimmig gesetzt.

Sitztänze zur Jahreszeit

Frühling

Der Kuckuck und der Esel

(Text: Hoffmann von Fallersleben, 1835; Melodie: Carl Friedrich Zelter, 1810)

Gymnastischer und rhythmischer Tanz

Dauer:	ca. 10–12 Minuten
Material:	keins
Ziel/Wirkung:	Reaktion trainieren Koordination fördern Ausdauer und Muskulatur trainieren Rhythmusgefühl schulen
Schwierigkeit:	●●○○

Ablauf

ca. 3 min	Musik kurz anlaufen lassen. Gemeinsam über das Lied sprechen. Beispielfragen in die Runde: Für wen stehen der Kuckuck und der Esel sinnbildlich? Welche Eigenschaften werden diesen Tieren zugesprochen?
ca. 5 min	Die Bewegungsabläufe abschnittsweise mit den Teilnehmenden einüben (ohne Musik).
ca. 3 min	Wenn die Teilnehmenden die Bewegungsabläufe sicher ausführen können, gemeinsam tanzen (mit Musik). Die Teilnehmenden angemessen loben.

i Der Kuckuck und der Esel stehen sinnbildlich für zwei Angeber, die sich einen Wettstreit liefern – ohne sich ihrer eigenen Armseligkeit bewusst zu sein. Ein passendes Sprichwort dazu wäre: Unter den Blinden ist der Einäugige König.

Der Tanz

4/4-Takt: Jeder Takt besteht aus 4 Schlägen.

Takt	Liedtext	Bewegungen
1–2	*Der **Kuck**uck und der Esel,*	4 sanfte Gehschritte am Platz
3–4	*die **hat**ten einen Streit,*	Hände zu lockeren Fäusten ballen und abwechselnd mit rechter und linker Faust nach vorn „boxen" (insgesamt 4x)
5–6	*wer **wohl** am besten sänge,*	abwechselnd rechte und linke Hacke vorn abstellen und zurücknehmen
7–8	*wer **wohl** am besten sänge*	abwechselnd rechte und linke Hacke vorn abstellen und zurücknehmen
9–10	*zur **schön**en Maienzeit,*	beide Ellenbogen gleichzeitig anheben und seitlich nach außen und zurück führen („Flügel ausbreiten")
11–12	*zur **schön**en Maienzeit.*	mit beiden Händen gleichzeitig parallel zum Boden einen Kreis beschreiben – rechte Hand im Uhrzeigersinn, linke Hand gegen den Uhrzeigersinn

Die fett und in Rot gedruckten Textstellen weisen auf die Takt- bzw. Bewegungsanfänge hin. Meist führt man die Bewegungen automatisch an der richtigen Stelle aus.

Der Liedtext

1. Der Kuckuck und der Esel,
die hatten einen Streit,
wer wohl am besten sänge,
wer wohl am besten sänge
zur schönen Maienzeit,
zur schönen Maienzeit.

2. Der Kuckuck sprach: „Das kann ich",
und fing gleich an zu schrei'n.
„Ich aber kann es besser,
ich aber kann es besser",
fiel gleich der Esel ein,
fiel gleich der Esel ein.

3. Das klang so schön und lieblich,
so schön von fern und nah.
Sie sangen alle beide,
sie sangen alle beide:
Kuckuck, kuckuck, i-ah
Kuckuck, kuckuck, i-ah.

Die Noten

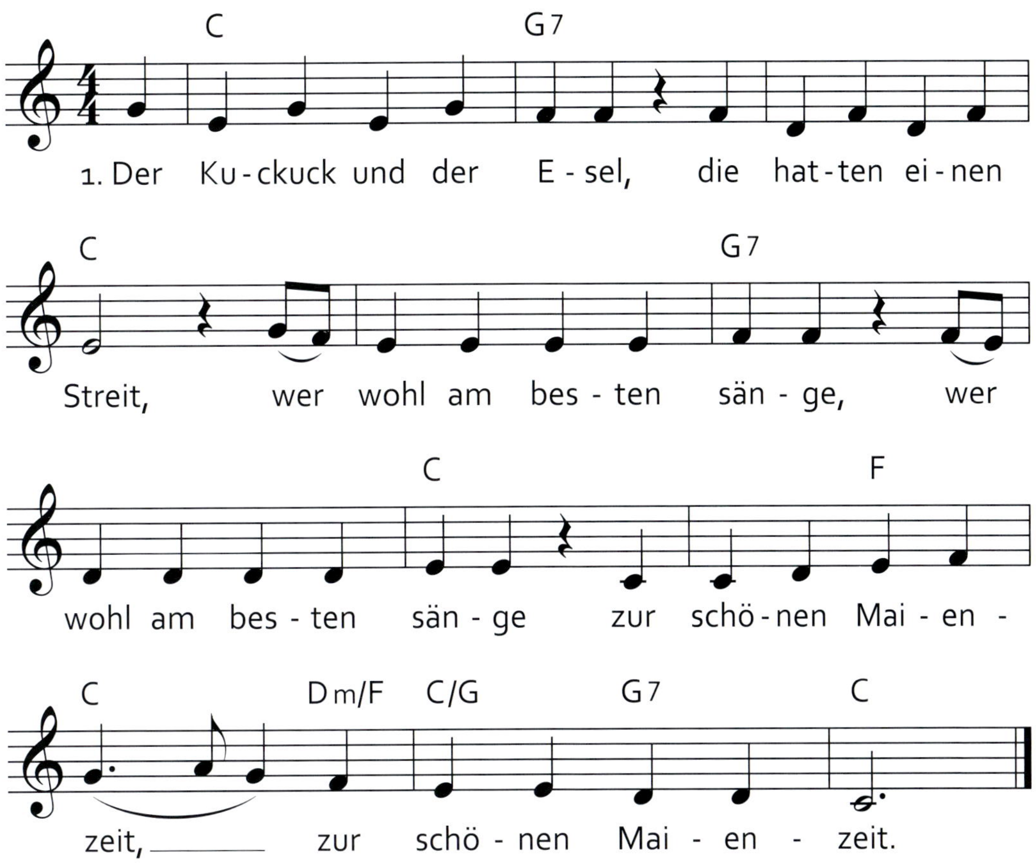
C G7
1. Der Ku - ckuck und der E - sel, die hat - ten ei - nen
C G7
Streit, wer wohl am bes - ten sän - ge, wer
C F
wohl am bes - ten sän - ge zur schö - nen Mai - en -
C Dm/F C/G G7 C
zeit, zur schö - nen Mai - en - zeit.

Schneewalzer

(Text und Musik: Thomas Koschat, 1887)

Tanz mit Tüchern

Dauer:	ca. 15–20 Minuten
Material:	pro Person 2 Chiffontücher / evtl. Liedtexte
Ziel / Wirkung:	Koordination und Ausdauer fördern Muskulatur auf sanfte Weise trainieren und dehnen Sturzprophylaxe gemeinsam Spaß haben
Schwierigkeit:	Version 1: ●○○○ Version 2: ●●○○

Ablauf

ca. 5 min	Musik starten und die Teilnehmenden erraten lassen, um welches Lied es sich handelt. Erinnerungen/Gedanken zu dieser Musik austauschen. Während die Musik weiterläuft, können die Tücher ausgeteilt werden. Die Teilnehmenden dürfen sich nun gerne mit den Tüchern bis zum Ende der Musik nach Lust und Laune bewegen. Ein schönes Gedächtnistraining ist auch, die erste Strophe gemeinsam (ohne Liedtext) mitzusingen.
ca. 5 min	Die Bewegungsabläufe abschnittsweise mit den Teilnehmenden einüben (ohne Musik).
ca. 3–5 min	Wenn die Teilnehmenden die Bewegungsabläufe sicher ausführen können, gemeinsam mit Musik und den Tüchern tanzen.
ca. 5–10 min	Die Teilnehmenden angemessen loben. Im Anschluss an den Tanz evtl. gemeinsam Bewegungsübungen oder Bewegungsspiele mit den Tüchern machen (ohne Musik). Oder gemeinsam die Tücher falten/zusammenlegen.

i Es muss nicht zwingend eine Musikversion mit Text sein. Auch instrumental tanzt sich der Schneewalzer sehr schön. Sie müssen dann nur etwas genauer darauf achten, wann die jeweiligen Wechsel zu den nächsten Bewegungen stattfinden.

Der Tanz

Version 1

3/4-Takt: Jeder Takt besteht aus 3 Schlägen.

Die Teilnehmenden halten in jeder Hand ein Chiffontuch – am besten in der Mitte, dann schwingt es am schönsten.

Takt	Liedtext	Bewegungen
1–4	*Wenn die* ***Früh****lingsblumen blühn*	2x rechtes Tuch nach vorn schwingen
5–8	*und die* ***Bäu****me werden grün,*	2x linkes Tuch nach vorn schwingen
9–12	*wenn die* ***Dros****sel singt im Wald*	2x rechtes Tuch nach vorn schwingen
13–16	*und das* ***Ja****gdhorn hell erschallt.*	2x linkes Tuch nach vorn schwingen
17–20	*Wenn die* ***Som****mersonne glüht*	2x rechtes Tuch nach rechts schwingen
21–24	*und im* ***Feld*** *der Mohn erblüht,*	2x linkes Tuch nach links schwingen
25–28	*wandern* ***wir*** *durch Wald und Feld,*	2x rechtes Tuch nach rechts schwingen
29–32	*ach wie* ***schön*** *ist diese Welt!*	2x linkes Tuch nach links schwingen
	Refrain	
1–4	*Denn den* ***Schnee****-, Schnee-, Schnee-, Schnee-*	Tücher 2x gegengleich vor- und zurückschwingen
5–8	*walzer tanzen wir,*	Tücher 2x gleichzeitig nach oben und unten schwingen
9–16	*du mit mir, ich mit dir.*	Tücher 2x parallel zum Körper hin- und herschwingen
17–20	*Ja, den* ***Schnee****-, Schnee-, Schnee-, Schnee-*	Tücher 2x gegengleich vor- und zurückschwingen
21–24	*walzer tanzen wir,*	Tücher 2x gleichzeitig nach oben und unten schwingen
25–32	*seit dieser Zeit gehör ich auf immer dir!*	Tücher 2x parallel zum Körper hin- und herschwingen

Zur zweiten Strophe wird der gleiche Bewegungsablauf durchgeführt.

Die fett und in Rot gedruckten Textstellen weisen auf die Takt- bzw. Bewegungsanfänge hin. Meist führt man die Bewegungen automatisch an der richtigen Stelle aus.

Version 2

3/4-Takt: Jeder Takt besteht aus 3 Schlägen.

Die Teilnehmenden halten in jeder Hand ein Chiffontuch – am besten in der Mitte, dann schwingt es am schönsten.

Takt	Liedtext	Bewegungen
1–4	*Wenn die* ***Früh****lingsblumen blühn*	2x rechtes Tuch nach vorn schwingen
5–8	*und die* ***Bäu****me werden grün,*	2x rechtes Tuch nach rechts schwingen
9–12	*wenn die* ***Dros****sel singt im Wald*	2x linkes Tuch nach vorn schwingen
13–16	*und das* ***Ja****gdhorn hell erschallt.*	2x linkes Tuch nach links schwingen
17–20	*Wenn die* ***Som****mersonne glüht*	2x rechtes Tuch und rechtes Bein nach vorn schwingen
21–24	*und im* ***Feld*** *der Mohn erblüht,*	2x rechtes Tuch und rechtes Bein nach rechts schwingen
25–28	*wandern* ***wir*** *durch Wald und Feld,*	2x linkes Tuch und linkes Bein nach vorn schwingen
29–32	*ach wie* ***schön*** *ist diese Welt!*	2x linkes Tuch und linkes Bein nach links schwingen
	Refrain	
1–4	*Denn den* ***Schnee****-, Schnee-, Schnee-, Schnee-*	Tücher 2x gegengleich vor- und zurückschwingen
5–8	*walzer tanzen wir,*	Tücher 2x gleichzeitig nach oben und unten schwingen
9–12	*du mit mir,*	mit rechtem Tuch parallel zum Boden im Uhrzeigerzinn einen Kreis beschreiben
13–16	*ich mit dir.*	mit linkem Tuch parallel zum Boden gegen den Uhrzeigersinn einen Kreis beschreiben
17–20	*Ja, den* ***Schnee****-, Schnee-, Schnee-, Schnee-*	Tücher 2x gegengleich vor- und zurückschwingen
21–24	*walzer tanzen wir,*	Tücher 2x gleichzeitig nach oben und unten schwingen
25–28	*seit dieser Zeit*	mit rechtem Tuch parallel zum Boden im Uhrzeigerzinn einen Kreis beschreiben
29–32	*gehör ich auf immer dir!*	mit linkem Tuch parallel zum Boden gegen den Uhrzeigersinn einen Kreis beschreiben

Zur zweiten Strophe wird der gleiche Bewegungsablauf durchgeführt.

Der Liedtext

1. Wenn die Frühlingsblumen blühn
und die Bäume werden grün,
wenn die Drossel singt im Wald
und das Jagdhorn hell erschallt.
Wenn die Sommersonne glüht
und im Feld der Mohn erblüht,
wandern wir durch Wald und Feld,
ach wie schön ist diese Welt!

Refrain

Denn den Schnee-, Schnee-, Schnee-,
Schneewalzer tanzen wir,
du mit mir, ich mit dir.
Ja, den Schnee-, Schnee-, Schnee-, Schneewalzer tanzen wir,
seit dieser Zeit gehör ich auf immer dir!

2. Wenn das Herbstlaub sachte fällt
und der Winter Einzug hält,
kommt für uns die schönste Zeit,
ja, so ist es auch noch heut'.
Denn der Winter damals war
für uns zwei so wunderbar,
ja, du weißt, es war kein Scherz,
denn der Schneewalzer bracht' dein Herz.

Refrain

Denn den Schnee-, Schnee-, Schnee-,
Schneewalzer tanzen wir,
du mit mir, ich mit dir.
Ja, den Schnee-, Schnee-, Schnee-, Schneewalzer tanzen wir,
seit dieser Zeit gehör ich auf immer dir!

Die Noten

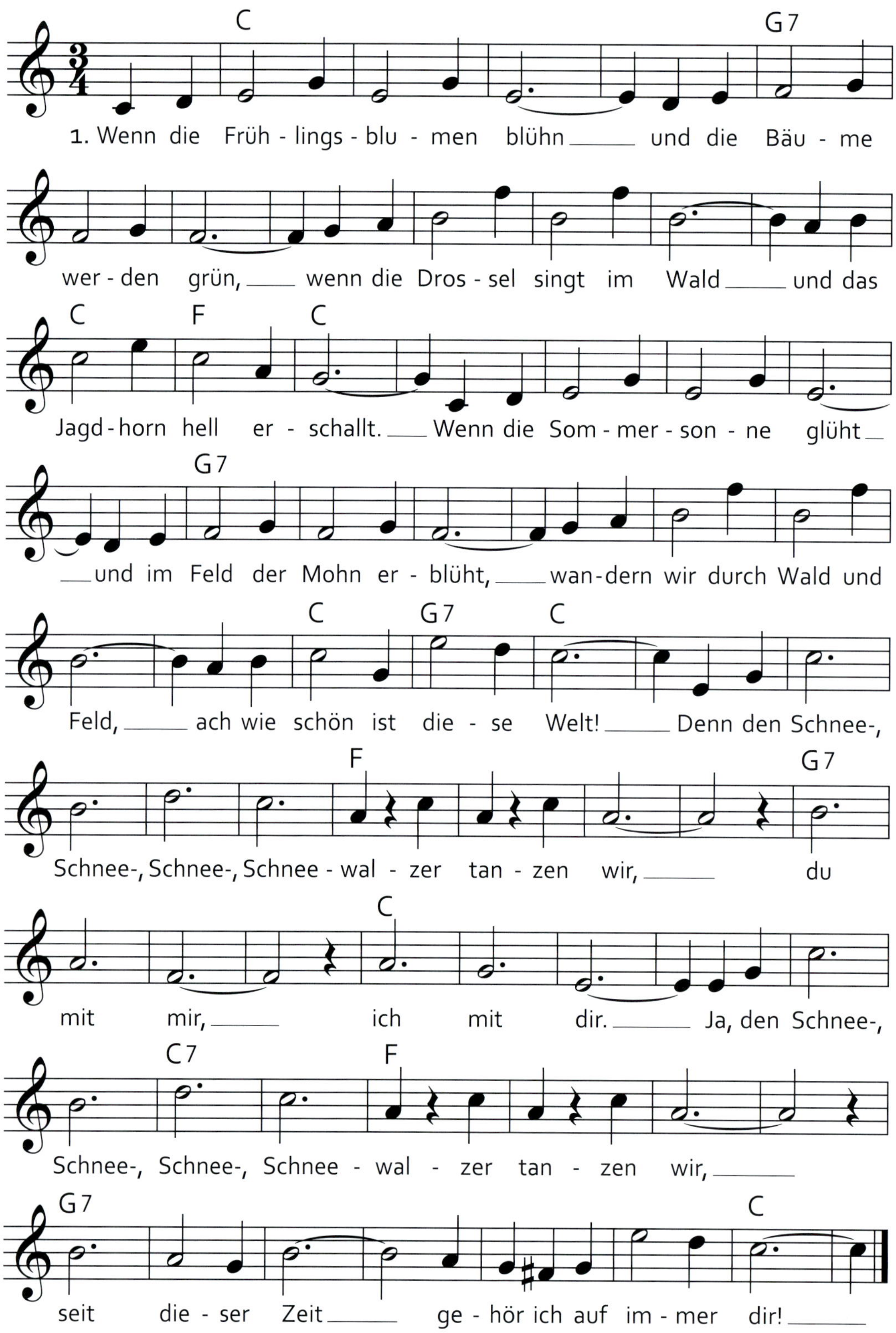
C G7
1. Wenn die Früh - lings - blu - men blühn und die Bäu - me
wer - den grün, wenn die Dros - sel singt im Wald und das
C F C
Jagd - horn hell er - schallt. Wenn die Som - mer - son - ne glüht
G7
und im Feld der Mohn er - blüht, wan - dern wir durch Wald und
C G7 C
Feld, ach wie schön ist die - se Welt! Denn den Schnee-,
F G7
Schnee-, Schnee-, Schnee - wal - zer tan - zen wir, du
C
mit mir, ich mit dir. Ja, den Schnee-,
C7 F
Schnee-, Schnee-, Schnee - wal - zer tan - zen wir,
G7 C
seit die - ser Zeit ge - hör ich auf im - mer dir!

Wenn der Frühling kommt

(Text: Johann Georg Keil, vor 1834; Melodie: Moritz Hauptmann)

Tanz mit Bällen

Dauer:	ca. 10–20 Minuten
Material:	pro Person 1 Gymnastikball, Luftballon o.Ä.
Ziel/Wirkung:	kognitive Fähigkeiten fördern Muskulatur auf sanfte Weise trainieren und dehnen Koordination fördern gemeinsam Spaß haben
Schwierigkeit:	Version 1: ○○○○ Version 2: ●●●○

Ablauf

ca. 3–5 min	Musik starten und die Teilnehmenden erraten lassen, um welches Lied es sich handelt. Gedächtnistraining: Gemeinsam den Liedtext aufsagen (ohne Musik). Über den Frühling sprechen: Welche Vorboten des Frühlings gibt es? Was fällt den Teilnehmenden ein, wenn sie an den Frühling denken? (Wärmende Sonnenstrahlen, erste Blüten, Frühjahrsputz usw.)
ca. 3–10 min	Die Bewegungsabläufe abschnittsweise mit den Teilnehmenden einüben (ohne Musik). Bei der schwereren Version etwas mehr Zeit einplanen.
ca. 3 min	Wenn die Teilnehmenden die Bewegungsabläufe sicher ausführen können, gemeinsam tanzen (mit Musik). Die Teilnehmenden angemessen loben.
ca. 5 min (oder länger)	Im Anschluss (oder auch im Vorfeld) ist es sinnvoll, noch weitere spielerische und gymnastische Übungen mit den Bällen für die Gruppenstunde einzubauen.

Der Tanz

Version 1

3/4-Takt: Jeder Takt besteht aus 3 Schlägen.

Der Ball wird das gesamte Lied hindurch mit beiden Händen gehalten.

Takt	Liedtext	Bewegungen
1–2	*Wenn der Frühling kommt, von den Bergen schaut,*	Ball nach oben und wieder nach unten führen
3–4	*wenn der Schnee im Tal und von den Hügeln taut,*	Ball nach vorn und wieder zurück führen
5	*wenn die Bächlein quellen*	Ball nach vorn und wieder zurück führen, gleichzeitig rechte Hacke vorn abstellen und wieder zurücknehmen
6	*und die Knospen schwellen,*	Ball nach vorn und wieder zurück führen, gleichzeitig linke Hacke vorn abstellen und wieder zurücknehmen
7–8	*wird die Sehnsucht mir im Herzen laut.*	mit dem Ball einen Kreis im Uhrzeigersinn parallel zum Boden beschreiben, dabei den Oberkörper etwas mitnehmen

Zu den weiteren Strophen wird der gleiche Bewegungsablauf durchgeführt.

Version 2

3/4-Takt: Jeder Takt besteht aus 3 Schlägen.

Den Ball mit beiden Händen halten.

Takt	Liedtext	Bewegungen
1–2	*Wenn der Frühling kommt, von den Bergen schaut,*	Ball mit beiden Händen vor dem Körper 2x leicht hochwerfen und wieder fangen
3–4	*wenn der Schnee im Tal und auf den Hügeln taut,*	Ball nach vorn und wieder zurück führen
5–6	*wenn die Bächlein quellen und die Knospen schwellen,*	Ball mit beiden Händen vor dem Körper 2x leicht hochwerfen und wieder fangen
7–8	*wird die Sehnsucht mir im Herzen laut.*	Ball nach oben und wieder zurück führen

Der Tanz beginnt von vorn – die Bewegungen zu den Takten 3–4 und 7–8 ändern sich bei jeder weiteren Strophe.

2. Strophe
Takt 3–4: Ball nach rechts und wieder zurück führen, gleichzeitig rechte Hacke vorn aufstellen und wieder zurücknehmen
Takt 7–8: Ball nach links und wieder zurückführen, gleichzeitig linke Hacke vorn aufstellen und wieder zurücknehmen

3. Strophe

Takt 3–4: mit dem Ball einen Kreis im Uhrzeigersinn beschreiben, dabei den Oberkörper etwas mitnehmen
Takt 7–8: mit dem Ball einen Kreis gegen den Uhrzeigersinn beschreiben, dabei den Oberkörper etwas mitnehmen

4. Strophe

Takt 3–4: Ball mit beiden Händen langsam auf die rechte Schulter tippen und zurückführen
Takt 7–8: Ball mit beiden Händen langsam auf die linke Schulter tippen und zurückführen

5. Strophe
Takt 3–4: Ball nach oben und zurück führen
Takt 7–8: Ball Richtung Brust führen und kurz verharren, Ellenbogen zeigen nach außen

Es können zur Vereinfachung auch nur zwei Bewegungsabläufe ausgewählt und dann abwechselnd zu den Strophen getanzt werden.

Der Liedtext

1. Wenn der Frühling kommt, von den Bergen schaut,
wenn der Schnee im Tal und von den Hügeln taut,
wenn die Bächlein quellen und die Knospen schwellen,
wird die Sehnsucht mir im Herzen laut.

2. Wenn der Kirschenbaum die duft'gen Blüten schneit,
wenn die Störche kommen und der Kuckuck schreit,
wenn die Tauben girren und die Bienen schwirren,
dann beginnt der Liebe gold'ne Zeit.

3. Wenn die Wiesen schmückt bunte Blumenzier
und die Lerche ruft aus Busch und Waldrevier,
wenn die Finken schlagen und zu Neste tragen,
such auch ich ein trautes Liebchen mir.

4. Wenn ich sinnend dann durch Wald und Felder geh
und, ich weiß nicht, wie, vor ihrer Türe steh,
ihr ins Auge blicke, an mein Herz sie drücke,
dann wird mir so wohl und wunderweh.

5. Möchte freudejauchzend auf zum Himmel schrein,
möchte weinen auch im stillen Kämmerlein,
möchte kämpfen, siegen, mit den Wolken fliegen,
möchte stets in ihrem Herzen sein.

Die Noten

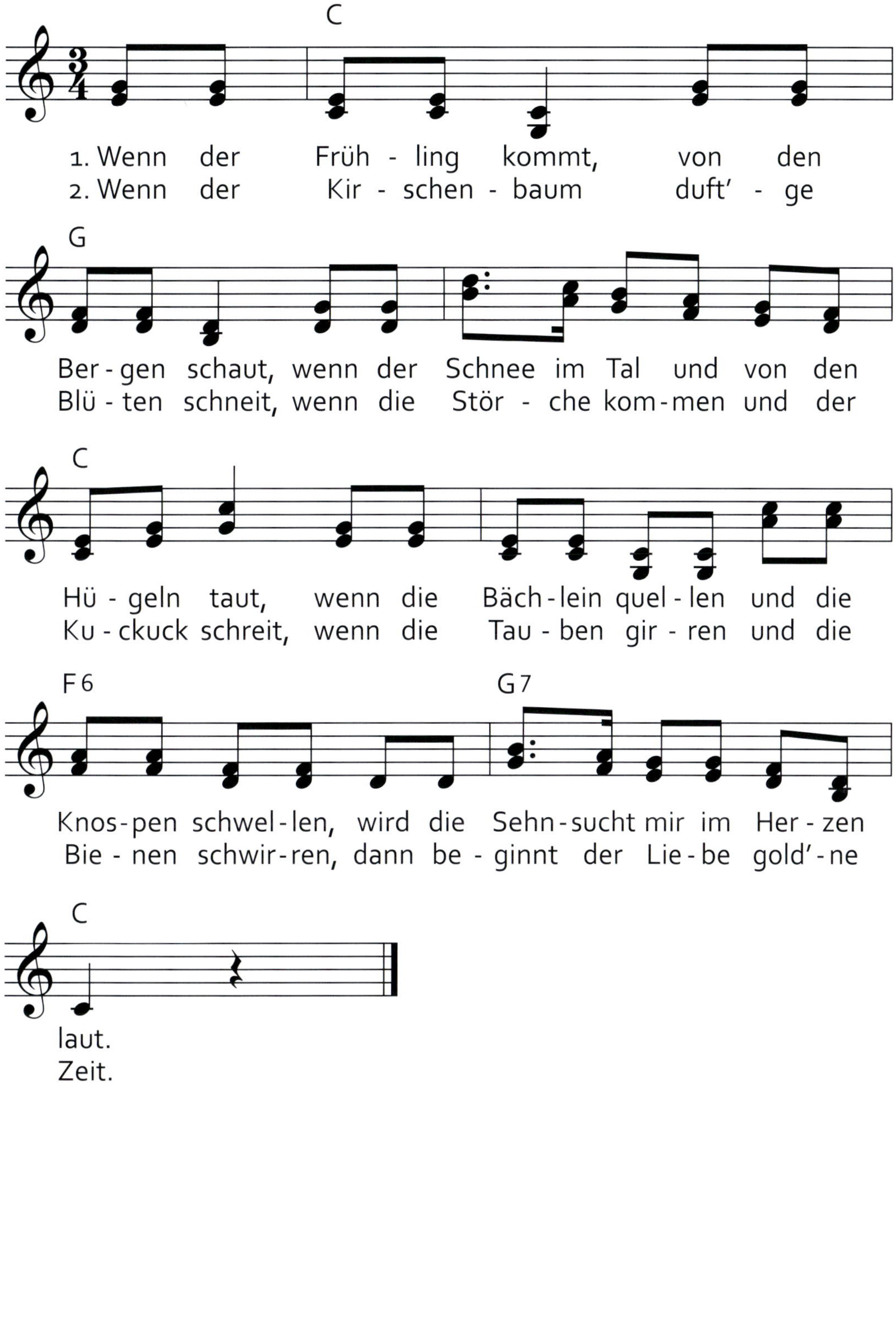
C
1. Wenn der Früh - ling kommt, von den
2. Wenn der Kir - schen - baum duft' - ge
G
Ber - gen schaut, wenn der Schnee im Tal und von den
Blü - ten schneit, wenn die Stör - che kom - men und der
C
Hü - geln taut, wenn die Bäch - lein quel - len und die
Ku - ckuck schreit, wenn die Tau - ben gir - ren und die
F6
G7
Knos - pen schwel - len, wird die Sehn - sucht mir im Her - zen
Bie - nen schwir - ren, dann be - ginnt der Lie - be gold' - ne
C
laut.
Zeit.

Sitztänze zur Jahreszeit

Sommer

Ein Jäger aus Kurpfalz

(Text und Musik: Verfasser unbekannt, nachweisbar seit 1794)

Rhythmischer Tanz

Dauer:	ca. 15 Minuten
Material:	keins / evtl. Liedtexte
Ziel / Wirkung:	Koordination und Reaktion fördern Konzentration und Wahrnehmungsfähigkeit verbessern Gedächtnistraining gemeinsam singen, tanzen und Spaß haben
Schwierigkeit:	Version 1: ●●○○ Version 2: ●●●○

Ablauf

ca. 5–8 min	Musik starten und die Teilnehmenden mitsingen lassen. Gedächtnistraining: Gemeinsam den Liedtext aufsagen (ohne Musik). Wie viele Strophen kann die Gruppe auswendig aufsagen? Gegebenenfalls gemeinsam über das Lied sprechen. Beispiel für Fragen in die Runde: Wer hat das Lied als Kind schon gesungen? Von was handelt das Lied?
ca. 3–5 min	Die Bewegungsabläufe abschnittsweise mit den Teilnehmenden einüben (ohne Musik).
ca. 3–4 min	Wenn die Teilnehmenden die Bewegungsabläufe sicher ausführen können, gemeinsam tanzen (mit Musik). Die Teilnehmenden angemessen loben.

i Das Lied handelt von der Jagd und den damit verbundenen Vergnügungen. Ursprünglich hatte es eine sexuelle Bedeutung. In modernen Liederbüchern werden die anzüglichen Strophen 3 bis 5 nicht abgedruckt, wodurch das Lied verharmlost wird und eine neue Bedeutung erhält. Dadurch ergibt das Symbol des Kuckucks in Strophe 6, das auf das Zeugen unehelicher Kinder (die redensartlichen Kuckuckskinder) verweist, keinen rechten Sinn mehr.

Der Tanz

Version 1

2/4-Takt: Jeder Takt besteht aus 2 Schlägen.
Beginn der Bewegungen erst auf „Jäger".

Takt	Liedtext	Bewegungen
1–4	*Ein* ***Jäger*** *aus Kur****pfalz****, der* ***reitet*** *durch den* ***grünen*** *Wald*	8 Gehschritte am Platz, dazu die leicht angewinkelten Arme gegengleich mitschwingen („marschieren")
5	*und* ***schießt*** *sein Wild*	1x sanft auf die Oberschenkel patschen
6	*da****her****, gleich*	1x klatschen
7	***wie*** *es ihm*	1x sanft auf die Oberschenkel patschen
8	*ge****fällt.***	1x klatschen
	Refrain	
9	*Ju****ja****,*	rechte Hacke vorn aufsetzen
10	*ju****ja****!*	rechte Hacke zurücknehmen
11	*Gar* ***lustig*** *ist*	linke Hacke vorn aufsetzen
12	*die* ***Jä****gerei*	linke Hacke zurücknehmen
13–16	*all****hier*** *auf grüner* ***Heid****, all****hier*** *auf grüner* ***Heid****.*	2x schnell im Wechsel rechte und linke Hacke aufsetzen und zurücknehmen

Zu den weiteren Strophen wird der gleiche Bewegungsablauf durchgeführt.

Die fett und in Rot gedruckten Textstellen weisen auf die Takt- bzw. Bewegungsanfänge hin. Meist führt man die Bewegungen automatisch an der richtigen Stelle aus.
Es gibt mehrere Versionen dieses Liedes, z.B. kann der Refrain öfter wiederholt werden.

Version 2

2/4-Takt: Jeder Takt besteht aus 2 Schlägen.
Beginn der Bewegungen erst auf „Jäger".

Takt	Liedtext	Bewegungen
1–2	*Ein* ***Jäger*** *aus Kur****pfalz****,*	4 Gehschritte am Platz, dazu die leicht angewinkelten Arme gegengleich mitschwingen („marschieren")
3–4	*der* ***reitet*** *durch den* ***grünen*** *Wald*	im Wechsel rechte und linke Hacke aufsetzen und zurücknehmen
5–6	*und* ***schießt*** *sein Wild da****her****,*	4 Gehschritte am Platz, dazu die leicht angewinkelten Arme gegengleich mitschwingen („marschieren")
7–8	*gleich* ***wie*** *es ihm ge-****fällt****.*	im Wechsel rechte und linke Hacke aufsetzen und zurücknehmen
	Refrain	
9	*Ju****ja****,*	2x sanft auf die Oberschenkel patschen
10	*ju****ja****!*	2x klatschen
11	*Gar* ***lustig*** *ist*	im Wechsel 1x auf die Oberschenkel patschen und 1x klatschen
12	*die* ***Jä****gerei*	1x patschen und 1x klatschen
13	*all****hier*** *auf grüner*	2x sanft auf die Oberschenkel patschen
14	***Heid****,*	2x klatschen.
15	*all****hier*** *auf*	im Wechsel 1x auf die Oberschenkel patschen und 1x klatschen
16	*grüner* ***Heid****.*	1x patschen und 1x klatschen

Zu den weiteren Strophen wird der gleiche Bewegungsablauf durchgeführt.

Der Liedtext

1\. Ein Jäger aus Kurpfalz,
der reitet durch den grünen Wald
und schießt sein Wild daher,
gleich wie es ihm gefällt.
Juja, juja! Gar lustig ist die Jägerei
allhier auf grüner Heid, allhier auf
grüner Heid.

2\. Auf, sattelt mir mein Pferd
und legt darauf den Mantelsack,
so reit ich weit umher
als Jäger aus Kurpfalz.
Juja, juja! Gar lustig ist die Jägerei
allhier auf grüner Heid, allhier auf
grüner Heid.

3\. Hubertus auf der Jagd,
der schoss ein' Hirsch und einen Has';
er traf ein Mägdlein an,
und das war achtzehn Jahr.
Juja, juja! Gar lustig ist die Jägerei,
allhier auf grüner Heid, allhier auf
grüner Heid.

4\. Des Jägers seine Lust,
das hat der Herr noch nicht gewusst,
wie man das Wildbret schießt:
Man schießt es in die Bein.
Juja, juja! Gar lustig ist die Jägerei
allhier auf grüner Heid, allhier auf
grüner Heid.

5\. Jetzt geh ich nicht mehr heim,
bis dass der Kuckuck kuckuck schreit,
er schreit die ganze Nacht
allhier auf grüner Heid.
Juja, juja! Gar lustig ist die Jägerei
allhier auf grüner Heid, allhier auf
grüner Heid.

Die Noten

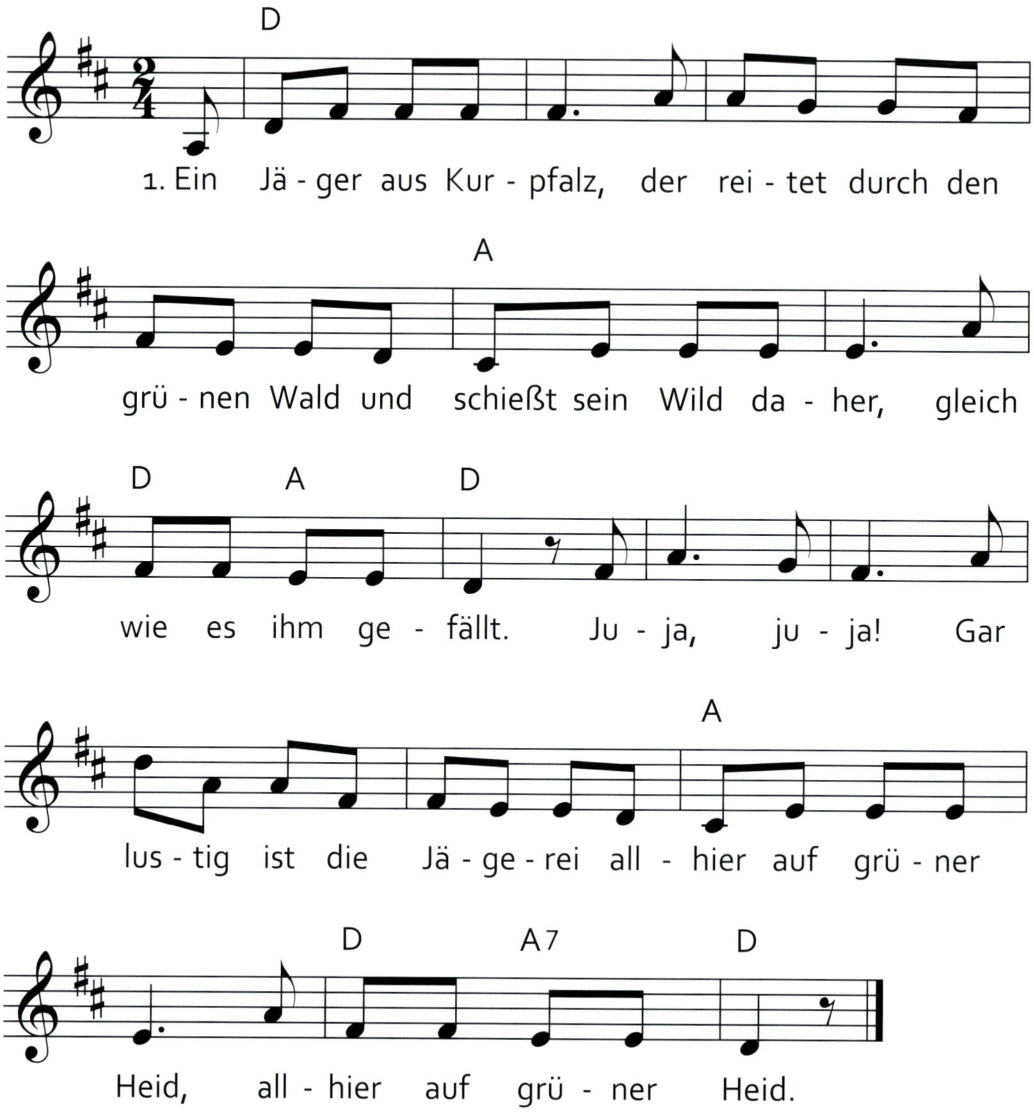
D
1. Ein Jä - ger aus Kur - pfalz, der rei - tet durch den
A
grü - nen Wald und schießt sein Wild da - her, gleich
D A D
wie es ihm ge - fällt. Ju - ja, ju - ja! Gar
A
lus - tig ist die Jä - ge - rei all - hier auf grü - ner
D A7 D
Heid, all - hier auf grü - ner Heid.

Es klappert die Mühle

(Text: Ernst Anschütz, 1824; Melodie: abgeleitet vom Volkslied „Es ritten drei Reiter zum Tore hinaus“ von 1770)

Tanz mit Stäben

Dauer:	ca. 15 Minuten
Material:	pro Person 2 Holzstäbe, Papprollen o.Ä.
Ziel/Wirkung:	Reaktion trainieren Koordination fördern Merkfähigkeit trainieren – Gedächtnistraining Rhythmusgefühl schulen
Schwierigkeit:	Version 1: ●○○○ Version 2: ●●●○

Ablauf

ca. 5 min	Musik starten und die Teilnehmenden mitsingen lassen. Gemeinsam über das Lied bzw. über Mühlen und die damit verbundene Arbeit sprechen: Wer hat früher bei einer aktiven Mühle Mehl geholt? Wer kannte einen Müller oder sogar eine Müllerin? Welche Erinnerungen haben die Teilnehmenden an eine Mühle? (Aussehen, Geruch, gab es viel Staub ...) Welche Arten von Mühlen gibt es? (Wassermühle, Windmühle, von Muskelkraft betriebene Mühle ...)
ca. 5 min	Die Bewegungsabläufe abschnittsweise mit den Teilnehmenden einüben (ohne Musik).
ca. 3–5 min	Wenn die Teilnehmenden die Bewegungsabläufe sicher ausführen können, gemeinsam tanzen (mit Musik). Die Teilnehmenden angemessen loben.

i Die Mühle ist die älteste Maschine der Welt, die durch die Kraft der Natur betrieben wird. Die ersten Müller in Europa waren die Römer (die ersten Aufzeichnungen hierfür stammen aus dem Jahr 24 v. Chr.).

Der Tanz

Version 1

3/4-Takt: Jeder Takt besteht aus 3 Schlägen.

Die Teilnehmenden halten in jeder Hand einen Holzstab oder eine Papprolle.

Takt	Liedtext	Bewegungen
1–4	*Es **klap**pert die Mühle am rauschenden Bach:*	4 langsame oder mehrere schnellere Gehschritte am Platz, die Arme etwas mitbewegen („marschieren“)
5–6	*klipp klapp.*	2x die Stäbe aufeinanderschlagen
7–10	*Bei **Tag** und bei Nacht ist der Müller stets wach:*	4 langsame oder mehrere schnellere Gehschritte am Platz („marschieren“)
11–12	*klipp klapp.*	2x die Stäbe aufeinanderschlagen
13–16	*Er **mah**let das Korn zu dem kräftigen Brot, und*	Stäbe vorwärts umeinander kreisen lassen („Wolle wickeln“ vorwärts)
17–20	*haben wir dieses, so hat's keine Not.*	Stäbe rückwärts umeinander kreisen lassen („Wolle wickeln“ rückwärts)
21	*Klipp klapp,*	2x die Stäbe aufeinanderschlagen
22	*klipp klapp,*	2x die Stäbe aufeinanderschlagen
23	*klipp klapp!*	2x die Stäbe aufeinanderschlagen

Zu den weiteren Strophen wird der gleiche Bewegungsablauf durchgeführt.

Die fett und in Rot gedruckten Textstellen weisen auf Takt- bzw. Bewegungsanfänge hin. Meist führt man die Bewegungen automatisch an der richtigen Stelle aus.
Bei manchen Versionen dieses Liedes wird „klipp klapp“ durchgehend dreimal wiederholt. Dann entsprechend oft die Stäbe dazu aufeinanderschlagen.

Version 2

3/4-Takt: Jeder Takt besteht aus 3 Schlägen.

Die Teilnehmenden halten in jeder Hand einen Holzstab oder eine Papprolle.

Takt	Liedtext	Bewegungen
1	*Es **klap**pert die*	mit rechtem Stab 3x sanft auf rechten Oberschenkel tippen
2	*Mühle am*	mit linkem Stab 3x sanft auf linken Oberschenkel tippen
3–4	*rauschenden Bach:*	4x mit beiden Stäben auf die Oberschenkel tippen (kurz-kurz-kurz-lang)
5–6	*klipp klapp.*	2x die Stäbe aufeinanderschlagen
7–12	*Bei **Tag** und bei Nacht ist der Müller stets wach: klipp klapp.*	wie Takt 1–6
13–14	*Er **mah**let das Korn zu dem*	mit rechtem Stab vor dem Körper einen Kreis im Uhrzeigersinn beschreiben
15–16	*kräftigen Brot, und*	mit linkem Stab vor dem Körper einen Kreis gegen den Uhrzeigersinn beschreiben
17–18	*haben wir dieses, so*	wie Takt 13–14, gleichzeitig mit den Zehenspitzen des rechten Fußes einen Kreis im Uhrzeigersinn auf den Boden „malen"
19–20	*hat's keine Not.*	wie Takt 15–16, gleichzeitig mit den Zehenspitzen des linken Fußes einen Kreis gegen den Uhrzeigersinn auf den Boden „malen"
		je 2x mit den Stäben aufeinanderschlagen:
21	*Klipp klapp,*	– in Kopfhöhe
22	*klipp klapp,*	– vor dem Körper
23	*klipp klapp!*	– in Kniehöhe

Zu den weiteren Strophen wird der gleiche Bewegungsablauf durchgeführt.

Der Liedtext

1. Es klappert die Mühle am rauschenden Bach:
klipp klapp.
Bei Tag und bei Nacht ist der Müller stets wach:
klipp klapp.
Er mahlet das Korn zu dem kräftigen Brot,
und haben wir dieses, so hat's keine Not.
Klipp klapp, klipp klapp, klipp klapp!

2. Flink laufen die Räder und drehen den Stein:
klipp klapp!
Und mahlen den Weizen zu Mehl uns so fein:
klipp klapp!
Der Bäcker dann Zwieback und Kuchen draus bäckt,
der immer den Kindern besonders gut schmeckt.
Klipp klapp, klipp klapp, klipp klapp!

3. Wenn reichliche Körner das Ackerfeld trägt:
klipp klapp!
Die Mühle dann flink ihre Räder bewegt:
klipp klapp!
Und schenkt uns der Himmel nur immerdar Brot,
so sind wir geborgen und leiden nicht Not.
Klipp klapp, klipp klapp, klipp klapp!

Die Noten

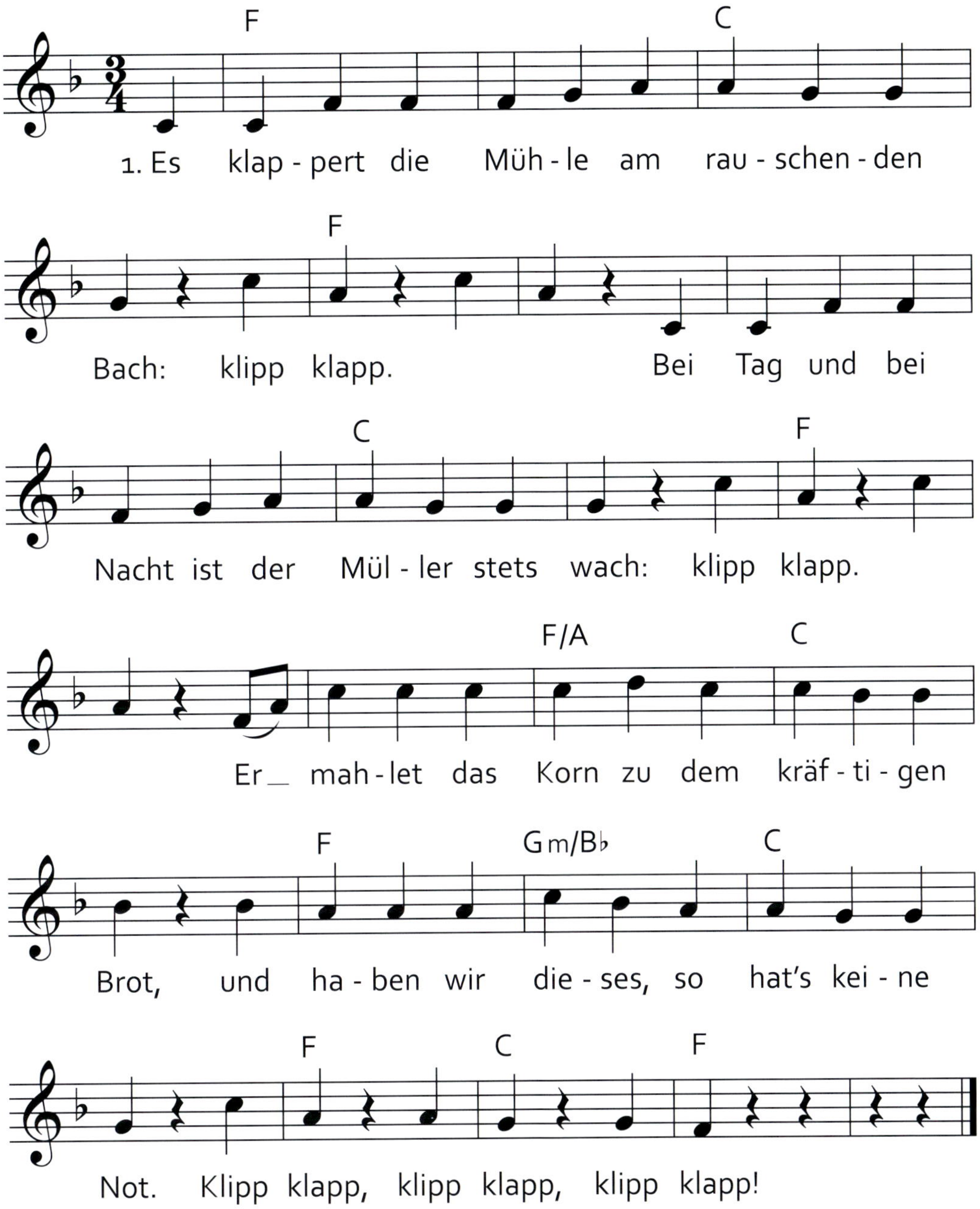
F C
1. Es klap - pert die Müh - le am rau - schen - den
F
Bach: klipp klapp. Bei Tag und bei
C F
Nacht ist der Mül - ler stets wach: klipp klapp.
F/A C
Er mah - let das Korn zu dem kräf - ti - gen
F Gm/B♭ C
Brot, und ha - ben wir die - ses, so hat's kei - ne
F C F
Not. Klipp klapp, klipp klapp, klipp klapp!

Jetzt kommen die lustigen Tage

(Text und Melodie: aus Schlesien und Mähren, zweite Hälfte 19. Jahrhundert)

Tanz mit langen Stäben

Dauer:	ca. 12 Minuten
Material:	pro Person 1 längeren Stab, z.B. Besenstiel oder Gymnastikstab
Ziel/Wirkung:	sanftes Krafttraining
	komplexe Bewegungsabläufe trainieren
	Koordination und Ausdauer fördern
	Sturzprophylaxe
Schwierigkeit:	Version 1: ●○○○
	Version 2: ●●●○

Ablauf

ca. 3–5 min	Musik starten und die Teilnehmenden erraten lassen, um welches Lied es sich handelt. Gedächtnistraining: Gemeinsam den Liedtext aufsagen (ohne Musik). Gemeinsam über das Lied sprechen. Beispielfragen in die Runde: Um was geht es in diesem Lied? Wer war schon mal längere Zeit unterwegs (z.B. auf Reisen) – alleine mit Freunden oder mit der Familie?
ca. 5 min	Die Bewegungsabläufe abschnittsweise mit den Teilnehmenden einüben (ohne Musik).
ca. 3 min	Wenn die Teilnehmenden die Bewegungsabläufen sicher ausführen können, gemeinsam tanzen (mit Musik). Die Teilnehmenden angemessen loben.

i Das Lied vermittelt mit seiner positiven Aufbruchsstimmung die sommerliche Lust am Reisen und Wandern.

Der Tanz

Version 1

4/4 Takt: Jeder Takt besteht aus 4 Schlägen.
Die Teilnehmenden halten mit beiden Händen einen Stab waagerecht vor dem Körper.

Takt	Liedtext	Bewegungen
1–2	*Jetzt **kommen** die lustigen Tage,*	Stab mit beiden Händen in Kopfhöhe und wieder zurück führen
3–4	*Schätzel ade,*	Stab nach vorn und zurück führen
5–6	*und **dass** ich es dir auch gleich sage,*	Stab in Kopfhöhe und wieder zurück führen
7–8	*es **tut** mir gar nicht weh.*	Stab nach vorn und zurück führen
9–10	*Und im **Sommer**, da blüht der rote, rote Mohn*	Stab langsam zur rechten Seite und zurück führen, dabei den Oberkörper etwas mitdrehen
11–12	*und **ein** lustiges Blut kommt überall davon.*	Stab langsam zur linken Seite und zurück führen, dabei den Oberkörper etwas mitdrehen
13–14	*Schätzel ade, ade,*	4 langsame Gehschritte am Platz, gleichzeitig mit dem Stab einen Kreis nach vorn beschreiben
15–16	*Schätzel ade.*	4 langsame Gehschritte am Platz, gleichzeitig mit dem Stab einen Kreis rückwärts beschreibem

Zu den weiteren Strophen wird der gleiche Bewegungsablauf durchgeführt.

Es gibt Versionen dieses Liedes, bei denen die Takte 9–16 wiederholt werden. Die fett und in Rot gedruckten Textstellen weisen auf die Bewegungsanfänge hin.

Version 2

4/4 Takt: Jeder Takt besteht aus 4 Schlägen.
Die Teilnehmenden halten mit beiden Händen einen Stab waagerecht vor dem Körper.

Takt	Liedtext	Bewegungen
1–2	*Jetzt* ***kommen*** *die lustigen Tage,*	2x den Stab mit beiden Händen in Kopfhöhe und wieder zurück führen
3–4	*Schätzel ade,*	2x den Stab nach vorn und zurück führen
5–6	*und* ***dass*** *ich es dir auch gleich sage,*	wie Takt 1–2, gleichzeitig erst rechtes, dann linkes Bein anheben und absetzen (jeweils gleichzeitig mit der Auf- und Abwärtsbewegung des Stabs die Beine anheben und absetzen)
7–8	*es* ***tut*** *mir gar nicht weh.*	wie Takt 3–4, gleichzeitig rechtes, dann linkes Bein abwechselnd nach vorn und zurück schwingen
9–10	*Und im* ***Sommer****, da blüht der rote, rote Mohn*	2x den Stab zur rechten Seite und zurück führen, dabei den Oberkörper etwas mitdrehen
11–12	*und ein* ***lustiges*** *Blut kommt überall davon*	2x den Stab zur linken Seite und zurück führen, dabei den Oberkörper etwas mitdrehen
13–14	*Schätzel ade, ade,*	8 schnelle Gehschritte am Platz, gleichzeitig mit dem Stab einen Kreis nach vorn beschreiben
15–16	*Schätzel ade.*	8 langsame Gehschritte am Platz, gleichzeitig mit dem Stab eine Kreisbewegung rückwärts beschreiben

Zu den weiteren Strophen wird der gleiche Bewegungsablauf durchgeführt.

Es gibt Versionen dieses Liedes, bei denen die Takte 9–16 wiederholt werden. Die fett und in Rot gedruckten Textstellen weisen auf die Bewegungsanfänge hin.

Der Liedtext

1. Jetzt kommen die lustigen Tage, Schätzel ade,
und dass ich es dir auch gleich sage, es tut mir gar nicht weh.
Und im Sommer, da blüht der rote, rote Mohn
und ein lustiges Blut kommt überall davon.
Schätzel ade, ade, Schätzel ade.

2. Im Sommer da müssen wir wandern, Schätzel ade,
und küsst du gleich einen Andern, wenn ich es nur nicht seh'.
Und seh ich's im Traum, so bild ich mir halt ein,
Ach es ist ja nicht wahr, so kanns ja gar nicht sein.
Schätzel ade, ade, Schätzel ade.

3. Und kehr ich dann einstmals wieder, Schätzel ade.
So sing ich die alten Lieder, vorbei ist all mein Weh.
Und bist du so gut wie einstmals im Mai,
so bleib ich bei dir auf ewige Treu
Schätzel ade, ade, Schätzel ade.

Die Noten

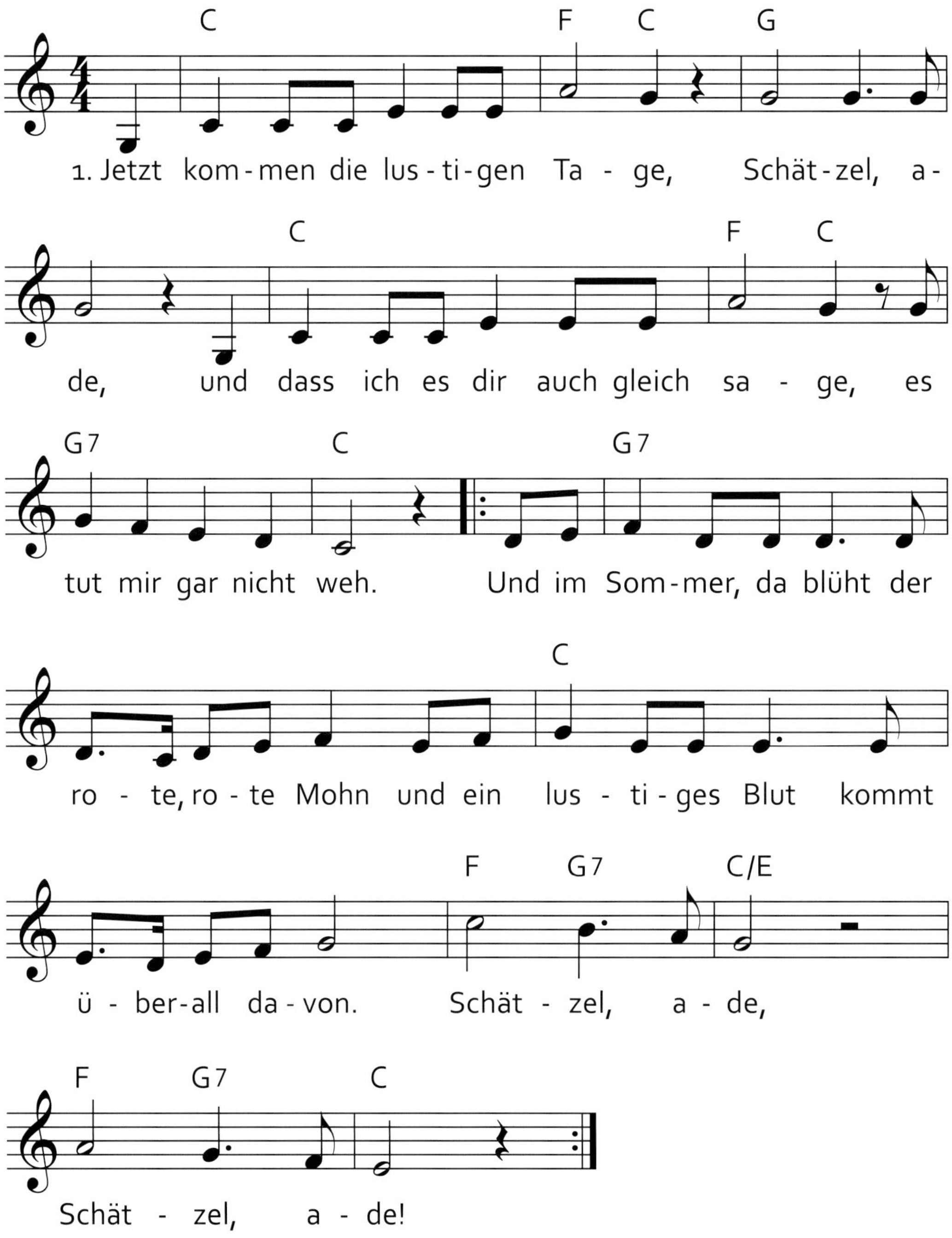
C F C G
1. Jetzt kom-men die lus-ti-gen Ta - ge, Schät-zel, a-
C F C
de, und dass ich es dir auch gleich sa - ge, es
G7 C G7
tut mir gar nicht weh. Und im Som-mer, da blüht der
C
ro - te, ro - te Mohn und ein lus - ti - ges Blut kommt
F G7 C/E
ü - ber-all da - von. Schät - zel, a - de,
F G7 C
Schät - zel, a - de!

Sitztänze zur Jahreszeit

Herbst

Ein Männlein steht im Walde

(Text: August Hoffmann von Fallersleben, 1843; Musik: volkstümlich)

Version 1: Tanz mit langen Stäben

Dauer:	ca. 15 Minuten
Material:	pro Person 1 Gymnastikstab oder Besenstiel (Länge mind. 80 cm, am besten 100–120 cm)
Ziel/Wirkung:	sanftes Krafttraining für den Oberkörper Beweglichkeit der Hände, Arme und Schultern auf sanfte Weise trainieren
Schwierigkeit:	●●○○

Version 2: Fingertanz

Dauer:	ca. 15 Minuten
Material:	keins
Ziel/Wirkung:	sanfte Fingergymnastik komplexere Bewegungsabläufe mit den Fingern trainieren
Schwierigkeit:	●●●○

i

„Ein Männlein steht im Walde" ist ein Rätsellied. Wer ist das Männlein im Walde? Bei der ersten Strophe vermutet man zunächst, dass es sich um den Fliegenpilz handeln könnte. Doch ab der zweiten Strophe wird klarer, dass es die Hagebutte sein muss. 1860 hat Hoffmann von Fallersleben dem Lied am Ende noch die Lösung „Hagebutte" in einer gesprochenen Strophe hinzugefügt.

Ablauf

ca. 3–5 min	Musik starten und die Teilnehmenden erraten lassen, um welches Lied es sich handelt. Gedächtnistraining: Gemeinsam den Liedtext aufsagen (ohne Musik). Beispielfragen an die Gruppe: Um wen könnte es sich bei dem „Männlein" handeln?
ca. 3–5 min	Die Bewegungsabläufe abschnittsweise mit den Teilnehmenden einüben (ohne Musik).
ca. 3 min	Wenn die Teilnehmenden die Bewegungsabläufe sicher ausführen können, gemeinsam tanzen (mit Musik). Die Teilnehmenden angemessen loben.
3–5 min	Im Anschluss gerne noch etwas Finger- und Handgelenksgymnastik machen, z.B.: verschiedene Finger müssen sich treffen (rechter Zeigefinger und linker kleiner Finger, rechter Mittelfinger und linker Daumen usw.), Finger einzeln vom Daumen „schnalzen" lassen, Handgelenke kreisen lassen ...

Der Tanz

Version 1 mit Stäben

2/4-Takt: Jeder Takt besteht aus 2 Schlägen.

Die Teilnehmenden halten mit beiden Händen einen Stab vor dem Körper, zuerst senkrecht, später waagerecht.

Takt	Liedtext	Bewegungen
	1. Strophe	**Stab mit beiden Händen senkrecht vor dem Körper halten**
1–4	*Ein Männlein steht im Walde ganz still und stumm.*	Stab in kleinen Stufen langsam nach oben führen
5–8	*Es hat von lauter Purpur ein Mäntlein um.*	Stab in kleinen Stufen wieder nach unten führen
9–10	*Sagt, wer mag das Männlein sein,*	Stab nach rechts und wieder zurück führen
11–12	*das da steht im Wald allein*	Stab nach links und wieder zurück führen
13–16	*mit dem purpurroten Mäntelein?*	Stab ohne Stufen langsam (in einer Bewegung) nach oben und unten führen
	2. Strophe	**Stab mit beiden Händen waagerecht vor dem Körper halten**
1–4	*Ein Männlein steht im Walde auf einem Bein*	Stab in kleinen Wellen nach oben führen
5–8	*und hat auf seinem Haupte schwarz' Käpplein klein.*	Stab in kleinen Wellen nach unten führen
9–10	*Sagt, wer mag das Männlein sein,*	Stab nach rechts und wieder zurück führen
11–12	*das da steht im Wald allein*	Stab nach links und wieder zurück führen
13–16	*mit dem kleinen schwarzen Käppelein?*	Stab über den Kopf führen und hin- und herwiegen; alternativ Stab nach oben und wieder nach unten führen

Version 2 Fingertanz

2/4-Takt: Jeder Takt besteht aus 2 Schlägen.

Takt	Liedtext	Bewegungen
1	*Ein Männlein steht*	die Zeigefinger beider Hände tippen kurz auf die Daumen
2	*im Walde ganz*	die Mittelfinger tippen kurz auf die Daumen
3	*still und*	die Ringfinger tippen kurz auf die Daumen
4	*stumm,*	beide Hände zu Fäusten ballen
5	*es hat von lauter*	die kleinen Finger beider Hände tippen kurz auf die Daumen
6	*Purpur ein*	die Ringfinger tippen kurz auf die Daumen
7	*Mäntlein*	die Mittelfinger tippen kurz auf die Daumen
8	*um.*	beide Hände zu Fäusten ballen
9–10	*Sagt, wer mag das Männlein sein,*	beide Handgelenke kreisen lassen
11–12	*das da steht im Wald allein*	beide Handgelenke in die andere Richtung kreisen lassen
13–14	*mit dem purpurroten*	die Finger beider Hände tippen nacheinander kurz auf die Daumen (4 Schläge), die Zeigefinger beginnen bis hin zu den kleinen Fingern (etwas schneller als bei Takt 1–3)
15	*Mänte-*	beide Hände zu Fäusten ballen
16	*lein?*	Fäuste öffnen

Zur zweiten Strophe wird der gleiche Bewegungsablauf durchgeführt.

Der Liedtext

1. Ein Männlein steht im Walde ganz still und stumm,
es hat von lauter Purpur ein Mäntlein um.
Sagt, wer mag das Männlein sein,
das da steht im Wald allein
mit dem purpurroten Mäntelein?

2. Das Männlein steht im Walde auf einem Bein
und hat auf seinem Haupte schwarz' Käpplein klein.
Sagt, wer mag das Männlein sein,
das da steht im Wald allein
mit dem kleinen schwarzen Käppelein?

Gesprochen:
Das Männlein dort auf einem Bein
mit seinem roten Mäntelein
und seinem schwarzen Käppelein
kann nur die Hagebutte sein.

Die Noten

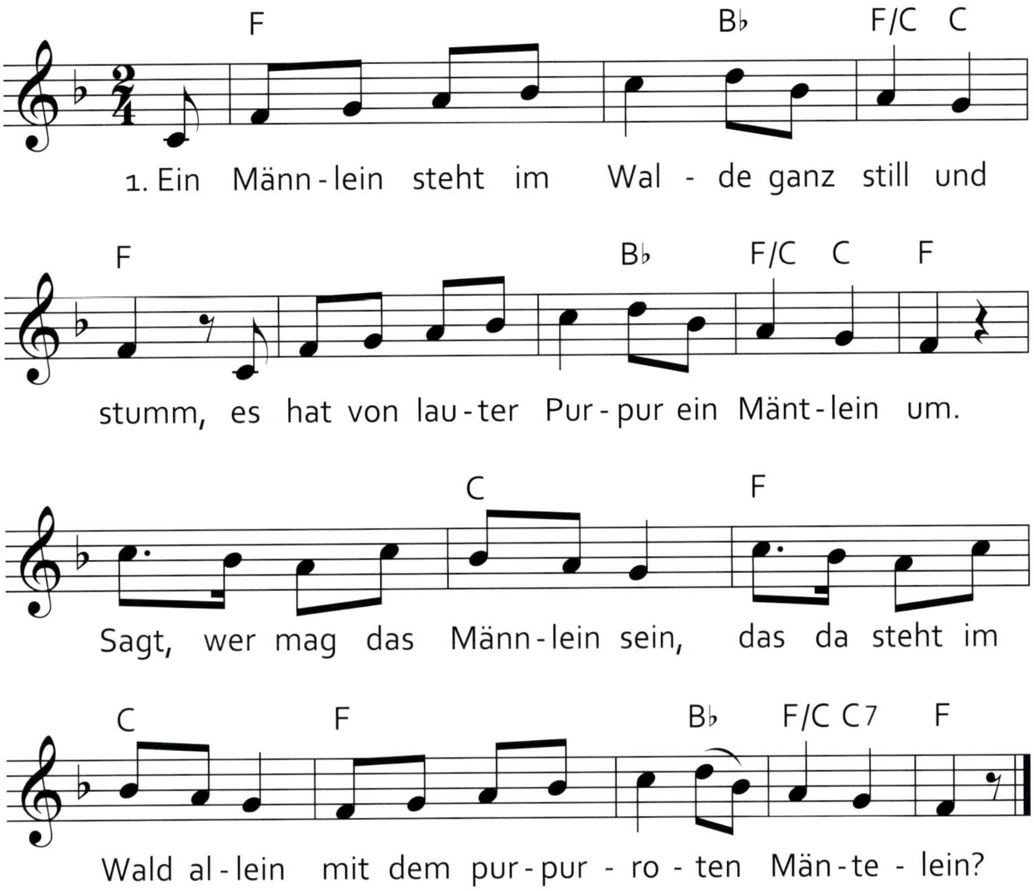
F Bb F/C C
1. Ein Männ-lein steht im Wal - de ganz still und
F Bb F/C C F
stumm, es hat von lau-ter Pur-pur ein Mänt-lein um.
C F
Sagt, wer mag das Männ-lein sein, das da steht im
C F Bb F/C C7 F
Wald al-lein mit dem pur-pur - ro - ten Män-te - lein?

Am Brunnen vor dem Tore

(Text: Wilhelm Müller, 1823; Melodie: Franz Schubert, 1824; erfolgreich wurde das Lied durch die Version von Friedrich Silcher von 1846)

Tanz mit Bällen

Dauer:	ca. 15 Minuten
Material:	pro Person 1 Gymnastikball, Luftballon o.Ä.
Ziel/Wirkung:	kognitive Fähigkeiten fördern Muskulatur auf sanfte Weise trainieren und dehnen Koordination fördern gemeinsam Spaß haben
Schwierigkeit:	Version 1: ●○○○ Version 2: ●●●○

Ablauf

ca. 3–5 min	Musik starten und die Teilnehmenden erraten lassen, um welches Lied es sich handelt. Gedächtnistraining: Gemeinsam den Liedtext aufsagen (ohne Musik). Gemeinsam über das Lied sprechen. Beispielfragen in die Runde: Um was geht es in diesem Lied? Für was stehen der Brunnen, der Lindenbaum, das Wandern und der Hut?
ca. 3–5 min	Die Bewegungsabläufe abschnittsweise mit den Teilnehmenden einüben (ohne Musik).
ca. 3 min	Wenn die Teilnehmenden die Bewegungsabläufe sicher ausführen können, gemeinsam tanzen (mit Musik). Die Teilnehmenden angemessen loben.
ca. 5 min (oder länger)	Im Anschluss (oder auch im Vorfeld) ist es sinnvoll, noch weitere spielerische und gymnastische Übungen mit den Bällen in die Gruppenstunde einzubauen.

i Der Liedtext ist reich an Symbolen. Der Brunnen ist ein Symbol für Wachstum, Erneuerung, Liebe, aber auch für die vielschichtige, oft unergründliche Seele. Der Lindenbaum ist ein Treffpunkt der Liebenden. Er steht für Fruchtbarkeit, Schutz, Tanz, Gemeinschaft. Das Wandern steht für die menschliche Lebensreise mit Vorankommen, Scheitern, Gefährdung und Sterben. Der Hut kann Macht symbolisieren oder ein Zeichen des Schutzes sein. Das Verlieren des Hutes kann auf den Verlust von Macht oder Schutz hindeuten.

Der Tanz

Version 1

3/4-Takt: Jeder Takt besteht aus 3 Schlägen.

Der Ball wird das gesamte Lied hindurch mit beiden Händen gehalten.

Takt	Liedtext	Bewegungen
1–2	*Am* ***Brun****nen vor dem Tore,*	Ball mit beiden Händen nach schräg rechts oben und wieder zurück führen
3–4	*da* ***steht*** *ein Linden-baum:*	Ball nach vorn und zurück führen
5–6	*Ich* ***träumt'*** *in seinem Schatten*	Ball mit beiden Händen nach schräg links oben und wieder zurück führen
7–8	*so* ***man****chen süßen Traum.*	Ball nach vorn und zurück führen
9–10	*Ich* ***schnitt*** *in seine Rinde*	Ball mit beiden Händen nach unten rechts und zurück führen
11–12	*so* ***man****ches liebes Wort,*	Ball nach vorn und zurück führen
13–14	*es* ***zog*** *in Freud und Leide*	Ball mit beiden Händen nach unten links und zurück führen
15–16	*zu* ***ihm*** *mich immerfort,*	Ball mit beiden Händen nach vorn und zurück führen, gleichzeitig rechtes Bein vor- und zurückschwingen
17–18	*zu* ***ihm*** *mich immerfort.*	Ball mit beiden Händen nach vorn und zurück führen, gleichzeitig linkes Bein vor- und zurückschwingen

Zu den weiteren Strophen wird der gleiche Bewegungsablauf durchgeführt.

Die fett und in Rot gedruckten Textstellen weisen auf die Takt- bzw. Bewegungsanfänge hin. Meist führt man die Bewegungen automatisch an der richtigen Stelle aus.

Version 2

3/4-Takt: Jeder Takt besteht aus 3 Schlägen.

Der Ball wird mit beiden Händen gehalten.

Takt	Liedtext	Bewegungen
1–2	*Am* ***Brun****nen vor dem Tore,*	Ball mit beiden Händen nach schräg rechts oben und wieder zurück führen
3–4	*da* ***steht*** *ein Linden-baum:*	Ball nach vorn und zurück führen
5–6	*Ich* ***träumt'*** *in seinem Schatten*	Ball mit beiden Händen nach schräg links oben und wieder zurück führen
7–8	*so* ***man****chen süßen Traum.*	Ball nach vorn und zurück führen
9–10	*Ich* ***schnitt*** *in seine Rinde*	Ball mit beiden Händen nach rechts und zurück führen, gleichzeitig rechten Fuß nach rechts und zurück führen
11–12	*so* ***man****ches liebes Wort,*	Ball nach vorn und zurück führen
13–14	*es* ***zog*** *in Freud und Leide*	Ball mit beiden Händen nach links und zurück führen, gleichzeitig linken Fuß nach links und zurück führen
15–16	*zu* ***ihm*** *mich immerfort,*	Ball unter dem angehobenen rechten Bein durchführen
17–18	*zu* ***ihm*** *mich immerfort.*	Ball unter dem angehobenen linken Bein durchführen

Zu den weiteren Strophen wird der gleiche Bewegungsablauf durchgeführt.

Üben Sie selbst die Abläufe der Takte 15–18 vor dem Tanzen gut ein, damit sie anschließend mit dem Zeitdruck der weiterlaufenden Musik gut bewältigt werden können.

Der Liedtext

1. Am Brunnen vor dem Tore,
da steht ein Lindenbaum:
Ich träumt' in seinem Schatten
so manchen süßen Traum.
Ich schnitt in seine Rinde
so manches liebes Wort;
es zog in Freud und Leide
zu ihm mich immerfort,
zu ihm mich immerfort.

2. Ich musst auch heute wandern
vorbei in tiefer Nacht,
da hab ich noch im Dunkeln
die Augen zugemacht.
Und seine Zweige rauschten,
als riefen sie mir zu:
Komm her zu mir, Geselle,
hier findst du deine Ruh,
hier findst du deine Ruh!

3. Die kalten Winde bliesen
mir grad ins Angesicht;
der Hut flog mir vom Kopfe,
ich wendete mich nicht.
Nun bin ich manche Stunde
entfernt von jenem Ort,
und immer hör ich's rauschen:
Du fändest Ruhe dort!
Du fändest Ruhe dort!

Die Noten

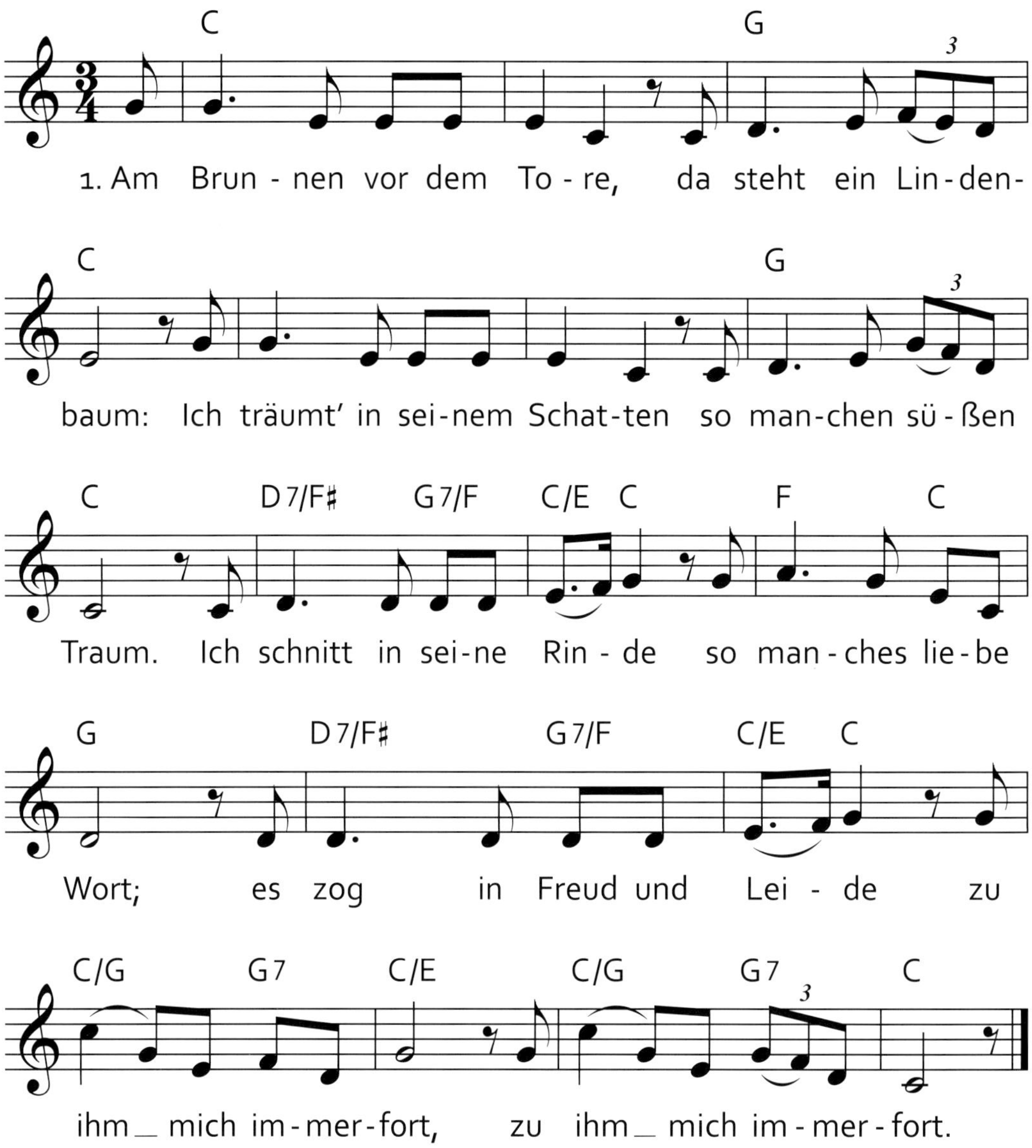
C G
1. Am Brun - nen vor dem To - re, da steht ein Lin-den-
C G
baum: Ich träumt' in sei-nem Schat-ten so man-chen sü - ßen
C D7/F♯ G7/F C/E C F C
Traum. Ich schnitt in sei-ne Rin - de so man - ches lie-be
G D7/F♯ G7/F C/E C
Wort; es zog in Freud und Lei - de zu
C/G G7 C/E C/G G7 C
ihm_ mich im-mer-fort, zu ihm_ mich im - mer - fort.

Bunt sind schon die Wälder

(Text: Johann Gaudenz von Salis-Seewis, 1782; Melodie: Johann Friedrich Reichardt, 1799)

Tanz mit Laubblättern

Dauer:	ca. 10 Minuten
Material:	pro Person 2 größere Laubblätter
Ziel/Wirkung:	Wahrnehmung fördern Beweglichkeit trainieren Muskulatur auf sanfte Weise dehnen Koordination fördern gemeinsam Spaß haben
Schwierigkeit:	○○○○

Ablauf

ca. 3–5 min	Musik starten und die Teilnehmenden erraten lassen, um welches Lied es sich handelt. Gedächtnistraining: Gemeinsam den Liedtext aufsagen (ohne Musik). Beispielfragen in die Runde: Um was geht es in diesem Lied? Wer kennt Bräuche/Rituale für den Herbst?
ca. 3 min	Die Bewegungsabläufe abschnittsweise mit den Teilnehmenden einüben (ohne Musik).
ca. 3 min	Wenn die Teilnehmenden die Bewegungsabläufe sicher ausführen können, gemeinsam tanzen (mit Musik). Die Teilnehmenden angemessen loben.

Im Anschluss kann man zum Thema „Herbst“ etwas Kreatives gestalten. Bunte Herbstblätter bieten dazu ganz viele Möglichkeiten.

Der Tanz

6/8-Takt: Jeder Takt besteht aus 6 schnellen Schlägen.
Die Teilnehmenden halten in jeder Hand ein schönes Laubblatt.

Takt	Liedtext	Bewegungen
1–4	*Bunt sind schon die Wälder, gelb die Stoppelfelder,*	die Blätter in Kopfhöhe parallel nach rechts und links bewegen, dabei mit dem Oberkörper mitschwingen („schunkeln")
5–6	*und der Herbst beginnt.*	Blätter mit leichten Wedel-Bewegungen langsam nach unten führen
7–8	*Rote Blätter fallen,*	rechtes Blatt nach schräg rechts unten und zurück führe, dabei den Oberkörper etwas nach vorn beugen
9–10	*graue Nebel wallen,*	linkes Blatt nach schräg links unten und zurück führen, dabei den Oberkörper etwas nach vorn beugen
11–12	*kühler weht der Wind.*	Blätter vor dem Körper (knapp über den Knien) hin- und herschwingen

Zu den weiteren Strophen wird der gleiche Bewegungsablauf durchgeführt.

Der Liedtext

1. Bunt sind schon die Wälder,
gelb die Stoppelfelder,
und der Herbst beginnt.
Rote Blätter fallen,
graue Nebel wallen,
kühler weht der Wind.

2. Wie die volle Traube
aus dem Rebenlaube
purpurfarbig strahlt!
Am Geländer reifen
Pfirsiche, mit Streifen
rot und weiß bemalt.

3. Unsre Mädchen singen
und die Träger springen.
Alles ist so froh!
Bunte Bänder schweben
zwischen hohen Reben
auf dem Hut von Stroh.

4. Geige tönt und Flöte
bei der Abendröte
und im Mondenglanz;
schöne Winzerinnen
winken und beginnen
frohen Erntetanz.

Die Noten

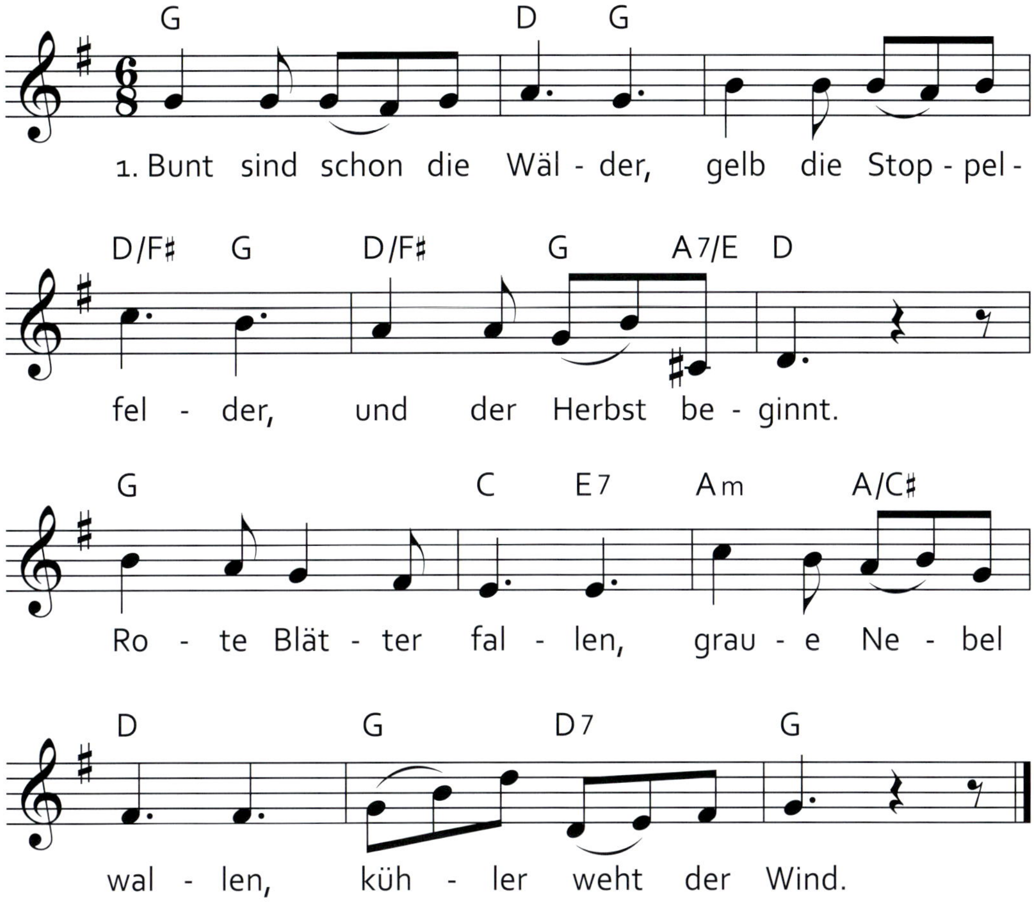
G D G
1. Bunt sind schon die Wäl - der, gelb die Stop - pel -
D/F♯ G D/F♯ G A7/E D
fel - der, und der Herbst be - ginnt.
G C E7 Am A/C♯
Ro - te Blät - ter fal - len, grau - e Ne - bel
D G D7 G
wal - len, küh - ler weht der Wind.

Sitztänze zur Jahreszeit

Winter und Weihnachten

Schneeflöckchen, Weißröckchen

(Text: Hedwig Haberkern, 1869; Melodie: Herkunft unbekannt)

Rhythmischer Tanz

Dauer:	ca. 15 Minuten
Material:	keins / evtl. Liedtexte
Ziel/Wirkung:	Reaktionsfähigkeit trainieren Koordination fördern Merkfähigkeit trainieren – Gedächtnistraining Rhythmusgefühl schulen
Schwierigkeit:	●●○○

Ablauf

ca. 5 min	Musik starten und die Teilnehmenden einmal mitsingen lassen. Gemeinsam über das Lied sprechen: Wie war der Schnee früher in der Kindheit? Was wurde mit dem Schnee gemacht? (Schneeballschlacht, Schneemann bauen, Schnee schaufeln ...) Wer konnte Ski fahren, Schlittschuh fahren, Rodeln ...? Gab es früher mehr Schnee als heute?
ca. 5–7 min	Die Bewegungsabläufe abschnittsweise mit den Teilnehmenden einüben (ohne Musik).
ca. 3–5 min	Wenn die Teilnehmenden die Bewegungsabläufe sicher ausführen können, gemeinsam tanzen (mit Musik). Die Teilnehmenden angemessen loben.

i Hedwig Haberkern lebte in Breslau und arbeitete dort als Kindergärtnerin, später als Lehrerin. Als „Tante Hedwig" schrieb sie Kindererzählungen. Mit dem „Schneeflöckchen vom Himmel" wollte sie den Kindern den Schrecken vor dem frostigen, manchmal todbringenden Winter nehmen.

Der Tanz

3/4 Takt: Jeder Takt besteht aus 3 Schlägen.

Takt	Liedtext	Bewegungen
	1. Strophe	
1	*Schneeflöckchen,*	1x mit der rechten Hand seitlich auf den rechten Unterschenkel tippen
2	*Weißröckchen,*	1x mit der linken Hand seitlich auf den linken Unterschenkel tippen
3	*wann kommst du*	1x mit der rechten Hand auf den rechten Oberschenkel tippen
4	*geschneit?*	1x mit der linken Hand auf den linken Oberschenkel tippen
5	*Du wohnst in*	1x mit der rechten Hand auf die rechte Schulter tippen
6	*den Wolken, dein*	1x mit der linken Hand auf die linke Schulter tippen
7	*Weg ist so*	beide Arme nach oben über den Kopf strecken
8	*weit.*	beide Arme seitlich im Bogen nach unten führen
	2. Strophe	
1–2	*Komm setz dich ans Fenster,*	rechten Arm und rechtes Bein gleichzeitig vor- und zurückschwingen
3–4	*du lieblicher Stern,*	linken Arm und linkes Bein gleichzeitig vor- und zurückschwingen
5–6	*malst Blumen und Blätter,*	erst rechten Arm, dann linken Arm nach oben strecken
7–8	*wir haben dich gern.*	beide Hände gekreuzt auf die Schultern legen („umarmen“)
	3. Strophe	wie bei Strophe 1
	4. Strophe	
1–2	*Schneeflöckchen, Weißröckchen,*	rechten Arm und rechtes Bein gleichzeitig vor- und zurückschwingen
3–4	*komm zu uns ins Tal.*	linken Arm und linkes Bein gleichzeitig vor- und zurückschwingen
5–6	*Dann bau'n wir den Schneemann*	mit den Händen eine „Kugel formen“
7–8	*und werfen den Ball.*	den „Ball“ nach vorn „werfen“

Es kann auch nur ein Bewegungsablauf einer Strophe ausgesucht und 4x wiederholt werden. Die eigentlichen Taktanfänge beginnen versetzt zum Text. Da dies für die Tanzbeschreibung aber schwer gestaltbar ist, wurden die Bewegungen an die Textzeilen angepasst und nicht an den eigentlichen Takt.

Der Liedtext

1. Schneeflöckchen, Weißröckchen,
wann kommst du geschneit?
Du wohnst in dem Wolken,
dein Weg ist so weit.

2. Komm setz dich ans Fenster,
du lieblicher Stern,
malst Blumen und Blätter,
wir haben dich gern.

3. Schneeflöckchen, du deckst uns
Die Blümelein zu,
dann schlafen sie sicher
in himmlischer Ruh'.

4. Schneeflöckchen, Weißröckchen,
komm zu uns ins Tal.
Dann bau'n wir den Schneemann
und werfen den Ball.

Die Noten

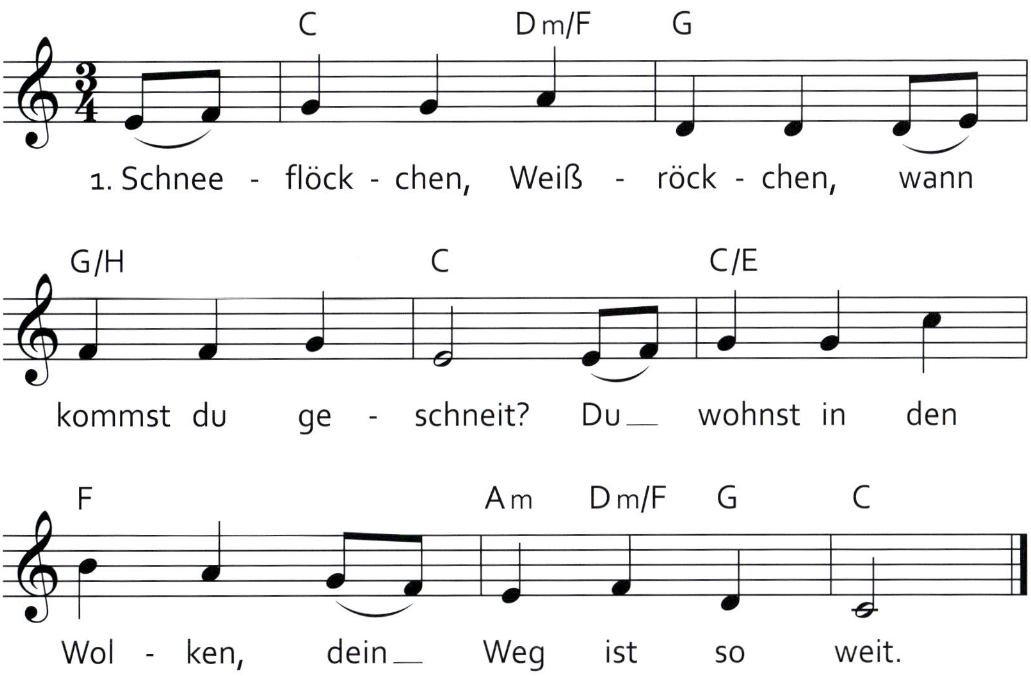
C Dm/F G
1. Schnee - flöck - chen, Weiß - röck - chen, wann
G/H C C/E
kommst du ge - schneit? Du wohnst in den
F Am Dm/F G C
Wol - ken, dein Weg ist so weit.

Lasst uns froh und munter sein

(Text und Melodie: Josef Annegarn / August Stapper, 19. Jahrhundert)

Tanz mit Stäben

Dauer:	ca. 10–15 Minuten
Material:	pro Person 2 Holzstäbe oder Papprollen
Ziel/Wirkung:	Einstimmung in die Weihnachtszeit Rhythmusgefühl fördern Reaktion und Koordination trainieren miteinander Spaß haben
Schwierigkeit:	●●○○ (+ Beispiel für Vereinfachung)

Ablauf

ca. 3–5 min	Musik starten und die Teilnehmenden das Lied erraten lassen. Gedächtnistraining: Gemeinsam den Liedtext aufsagen (ohne Musik). Beispielfragen in die Runde: Um was geht es in diesem Lied? Wer von den Teilnehmenden hat früher auch einen Gabenteller für den Nikolaus bereitgestellt oder eher einen Schuh vor die Haustür?
ca. 3 min	Die Bewegungsabläufe abschnittsweise mit den Teilnehmenden einüben (ohne Musik).
ca. 3–5 min	Wenn die Teilnehmenden die Bewegungsabläufe sicher ausführen können, gemeinsam tanzen (mit Musik). Die Teilnehmenden angemessen loben.
ca. 5 min	Im Anschluss gerne noch weitere rhythmische Übungen mit den Stäben/Papprollen anbieten.

i Das Lied beschreibt die Vorfreude der Kinder auf den Nikolaustag, am 6. Dezember, den Tag des heiligen Nikolaus von Myra. Die Kinder stellen am Abend vor dem Nikolaustag Gabenteller in die Stube. Die Teller werden über Nacht vom Nikolaus gefüllt. Die Dankbarkeit der Kinder wird in der letzten Strophe besungen.

Der Tanz

4/4-Takt: Jeder Takt besteht aus 4 Schlägen.

Die Teilnehmenden halten in jeder Hand einen Holzstab oder eine Papprolle

Takt	Liedtext	Bewegungen
1–2	*Lasst uns froh und munter sein*	passend zum Rhythmus die Stäbe aufeinanderschlagen
3–4	*und uns recht von Herzen freun.*	die Stäbe mehrmals abwechselnd sanft auf die Oberschenkel tippen und vor dem Körper aufeinanderschlagen
5	*Lustig, lustig,*	4 Gehschritte am Platz
6	*traleralera!*	passend zum Rhythmus die Stäbe aufeinanderschlagen
7	*Bald ist Nikolaus-*	rechte Hacke vorn aufsetzen und wieder zurückstellen
8	*abend da,*	linke Hacke vorn aufsetzen und wieder zurückstellen
9–10	*bald ist Nikolausabend da!*	die Stäbe mehrmals abwechselnd sanft auf die Oberschenkel tippen und vor dem Körper aufeinanderschlagen

Zu den weiteren Strophen wird der gleiche Bewegungsablauf durchgeführt.

Vereinfachung

Nur 2 Bewegungen wählen und diese abwechselnd auf jeweils 2 Takten tanzen.

Ein Beispiel:

Takt 1–2: die Stäbe aufeinanderschlagen (4x langsam oder 8x schnell)

Takt 3–4: Gehschritte (4x langsam oder 8x schnell)

Takt 5–6: die Stäbe aufeinanderschlagen (4x langsam oder 8x schnell)

Takt 7–8: Gehschritte (4x langsam oder 8x schnell)

Takt 9–10: die Stäbe aufeinanderschlagen (4x langsam oder 8x schnell)

Der Liedtext

1. Lasst uns froh und munter sein
und uns recht von Herzen freun!

Refrain
Lustig, lustig, traleralera!
Bald ist Nikolausabend da,
bald ist Nikolausabend da!

2. Bald ist unsre Schule aus,
dann ziehn wir vergnügt nach Haus.

Refrain

3. Dann stell' ich den Teller auf,
Nik'laus legt gewiss was drauf.

Refrain

4. Steht der Teller auf dem Tisch,
sing ich nochmals froh und frisch:

Refrain

5. Wenn ich schlaf, dann träume ich,
jetzt bringt Nik'laus was für mich.

Refrain

6. Wenn ich aufgestanden bin,
lauf ich schnell zum Teller hin.

Refrain

7. Nik'laus ist ein guter Mann,
dem man nicht genug danken kann.

Refrain

Die Noten

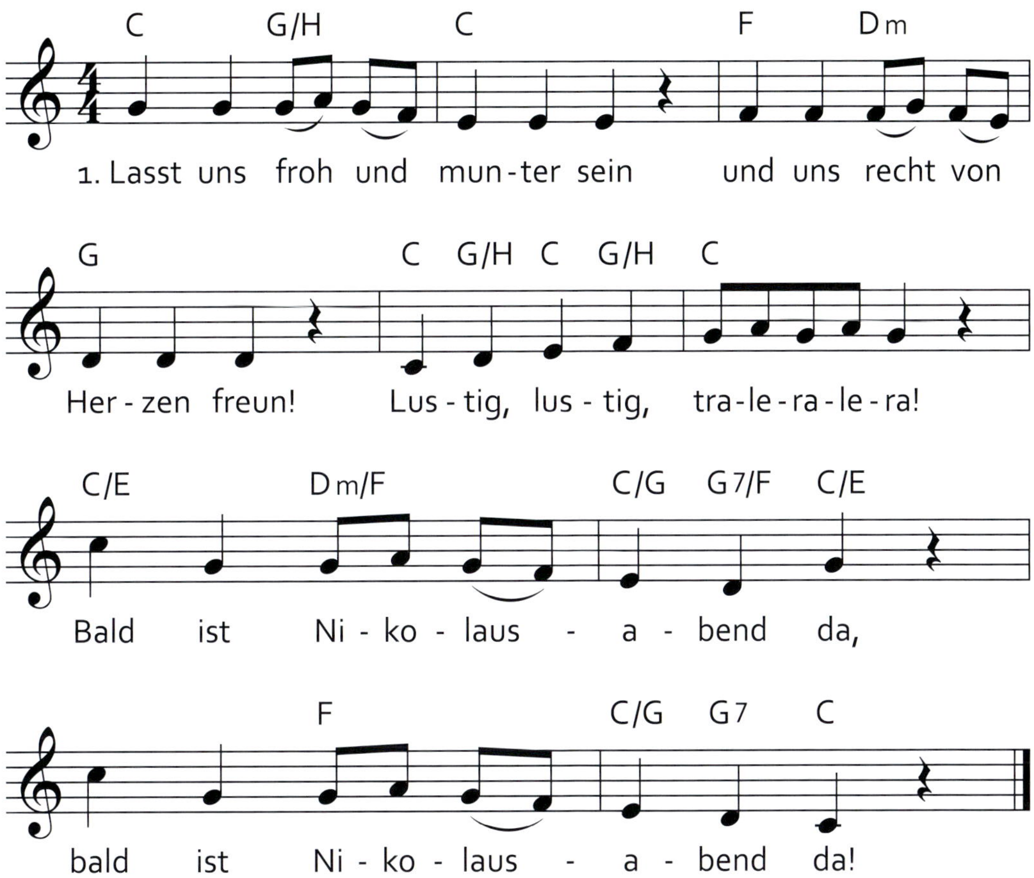
C G/H C F Dm
1. Lasst uns froh und mun-ter sein und uns recht von
G C G/H C G/H C
Her-zen freun! Lus-tig, lus-tig, tra-le-ra-le-ra!
C/E Dm/F C/G G7/F C/E
Bald ist Ni-ko-laus-a-bend da,
F C/G G7 C
bald ist Ni-ko-laus-a-bend da!

Leise rieselt der Schnee

(Text: Pfarrer Eduard Ebel, 1895; Melodie: unbekannt / evtl. auch von Eduard Ebel)

Tanz mit Tüchern

Dauer:	ca. 10 Minuten
Material:	pro Person 2 Chiffontücher
Ziel/Wirkung:	Beweglichkeit der Gelenke fördern Koordination schulen Muskulatur auf sanfte Weise trainieren Freude am gemeinsamen Tanzen und der Musik
Schwierigkeit:	○ ○ ○ ○ (+ Beispiel für etwas anspruchsvollere Version)

Ablauf

ca. 3 min	Musik starten und die Teilnehmenden das Lied erraten lassen. Gedächtnistraining: Gemeinsam den Liedtext aufsagen (ohne Musik).
ca. 3–5 min	Die Bewegungsabläufe abschnittsweise mit den Teilnehmenden einüben (ohne Musik).
ca. 3 min	Wenn die Teilnehmenden die Bewegungsabläufe sicher ausführen können, gemeinsam tanzen (mit Musik). Die Teilnehmenden angemessen loben.

i „Leise rieselt der Schnee" gilt als eines der bekanntesten Weihnachtslieder im deutschsprachigen Raum. Ursprünglich war es wohl als Kinderlied gedacht.

Der Tanz

6/4-Takt: Jeder Takt besteht aus 6 Schlägen.
Die Teilnehmenden halten in jeder Hand ein Chiffontuch – am besten in der Mitte, dann schwingt es am schönsten.

Takt	Liedtext	Bewegungen
1	*Leise rieselt der*	beide Tücher langsam vor dem Körper nach oben schwingen
2	*Schnee,*	beide Tücher hin- und herschwingen und dabei abwärts bewegen
3	*still und starr ruht der*	mit dem rechten Tuch einen großen Kreis parallel zum Boden im Uhrzeigersinn beschreiben
4	*See.*	mit dem linken Tuch einen großen Kreis parallel zum Boden gegen den Uhrzeigersinn beschreiben
5	*Weihnachtlich glänzet der*	rechtes Tuch nach oben und wieder nach unten schwingen
6	*Wald:*	rechtes Tuch nach rechts und zurück schwingen
7	*Freue dich, Christkind*	linkes Tuch nach oben und wieder nach unten schwingen
8	*kommt bald.*	linkes Tuch nach links und zurück schwingen

Zu den weiteren Strophen wird der gleiche Bewegungsablauf durchgeführt.

Etwas anspruchsvollere Version

Bei den Takten 3–8 können die Füße parallel mitbewegt werden:

Takt 3: gleichzeitig mit rechtem Fuß einen Kreis im Uhrzeigersinn beschreiben
Takt 4: gleichzeitig mit linkem Fuß einen Kreis gegen den Uhrzeigersinn beschreiben
Takt 5: gleichzeitig rechtes Bein vor- und zurückschwingen
Takt 6: gleichzeitig rechtes Bein leicht nach rechts und zurück führen
Takt 7: gleichzeitig linkes Bein vor- und zurückschwingen
Takt 8: gleichzeitig linkes Bein leicht nach links und zurück führen

Der Liedtext

1. Leise rieselt der Schnee,
still und starr ruht der See.
Weihnachtlich glänzet der Wald:
Freue dich, Christkind kommt bald.

2. In den Herzen ist's warm,
still schweigt Kummer und Harm.
Sorge des Lebens verhallt:
Freue dich, Christkind kommt bald.

3. Bald ist heilige Nacht,
Chor der Engel erwacht.
Horch nur, wie lieblich es schallt:
Freue dich, Christkind kommt bald.

Die Noten

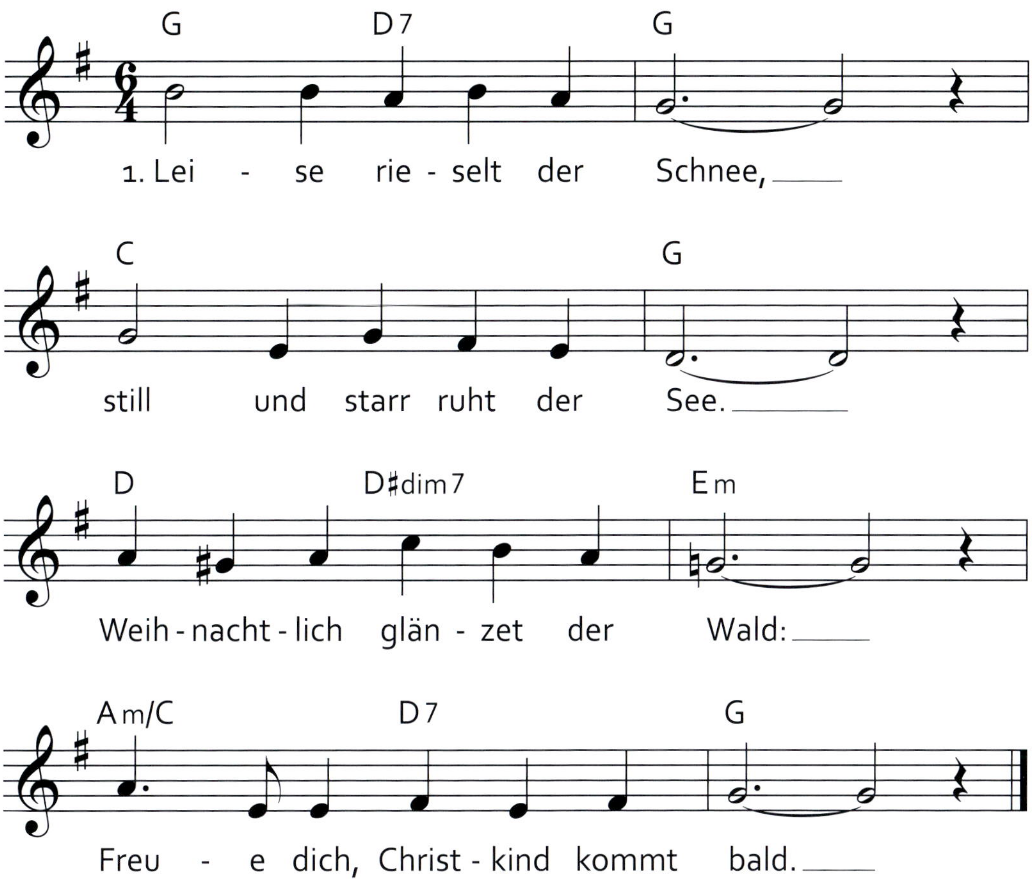
G D7 G
1. Lei - se rie - selt der Schnee,
C G
still und starr ruht der See.
D D♯dim7 Em
Weih - nacht - lich glän - zet der Wald:
Am/C D7 G
Freu - e dich, Christ - kind kommt bald.

Stille Nacht, heilige Nacht

(Text: Joseph Mohr, 1816; Melodie: Franz Xaver Gruber, 1818)

Tanz mit Lichtern

Dauer:	ca. 10 Minuten
Material:	pro Person 1 LED-Teelicht
Ziel/Wirkung:	Wahrnehmungs- und Beobachtungsfähigkeit fördern Entspannung und positive Grundstimmung anregen gemeinsam genießen
Schwierigkeit:	○○○○

Ablauf

ca. 3–5 min	Musik starten und die Teilnehmenden erraten lassen, um welches Lied es sich handelt. Gedächtnistraining: Gemeinsam den Liedtext aufsagen oder singen (ohne Musik). Beispielfragen in die Runde: Wer hat dieses Lied schon als Kind gesungen? Wer konnte es auf einem Instrument spielen? Wer hat in einem Chor gesungen und dieses Lied zu Weihnachten vorgesungen?
ca. 3 min	Die Bewegungsabläufe abschnittsweise mit den Teilnehmenden einüben (ohne Musik).
ca. 3 min	Wenn die Teilnehmenden die Bewegungsabläufe sicher ausführen können, gemeinsam tanzen (mit Musik). Die Teilnehmenden angemessen loben.

i

„Stille Nacht, heilige Nacht" ist eines der bekanntesten Weihnachtslieder der Welt. Es wurde in mehr als 320 Sprachen übersetzt. 2011 wurde das Lied in die Liste des Immateriellen Kulturerbes Österreichs aufgenommen.
Dieses Weihnachtslied zählt seit der ersten Schallplatten-Einspielung 1905 in den USA zu den meistverkauften Liedern weltweit.
Von den ursprünglich 6 Strophen werden heute meist nur die 1., 2. und 6. Strophe gesungen.

Der Tanz

6/8-Takt: Jeder Takt besteht aus 6 Schlägen.
Die Teilnehmenden halten mit beiden Händen ihr LED-Licht vor dem Körper (eine Hand liegt über der anderen – Teelicht auf die obere Handfläche setzen). Das Teelicht wird während des ganzen Tanzes mit beiden Händen gehalten.

Takt	Liedtext	Bewegungen
1	*Stille Nacht,*	Teelicht langsam nach oben führen (nicht über Kinnhöhe)
2	*heilige Nacht!*	Teelicht wieder nach unten führen
3	*Alles schläft,*	Teelicht nach vorn führen
4	*einsam wacht*	Teelicht zurück führen
5–6	*nur das traute, hochheilige Paar.*	Teelicht seitlich nach rechts und zurück führen, dabei den Oberkörper etwas mitdrehen
7–8	*Holder Knabe im lockigen Haar,*	Teelicht seitlich nach links und zurück führen, dabei den Oberkörper etwas mitdrehen
9–10	*schlaf in himmlicher Ruh,*	langsam mit den Armen einen Kreis parallel zum Boden im Uhrzeigersinn ausführen
11–12	*schlaf in himmlicher Ruh.*	langsam mit dem Armen einen Kreis parallel zum Boden gegen den Uhrzeigersinn ausführen

Zu den weiteren Strophen wird der gleiche Bewegungsablauf durchgeführt.

Wenn zusätzlich einige Teelichter und Weihnachtsschmuck aufgestellt werden und dazu das Licht etwas gedimmt wird, kann eine passende schöne und besinnliche Stimmung erzeugt werden.

Der Liedtext

1. Stille Nacht, heilige Nacht!
Alles schläft, einsam wacht
nur das traute, hochheilige Paar.
Holder Knabe im lockigen Haar,
schlaf in himmlischer Ruh,
schlaf in himmlischer Ruh.

2. Stille Nacht, heilige Nacht!
Gottes Sohn, o wie lacht
lieb aus deinem göttlichen Mund,
da uns schlägt die rettende Stund,
Christ, in deiner Geburt,
Christ, in deiner Geburt.

3. Stille Nacht, heilige Nacht!
Hirten erst kundgemacht,
durch der Engel Halleluja
tönt es laut von fern und nah:
Christ, der Retter, ist da,
Christ, der Retter, ist da!

Die Noten

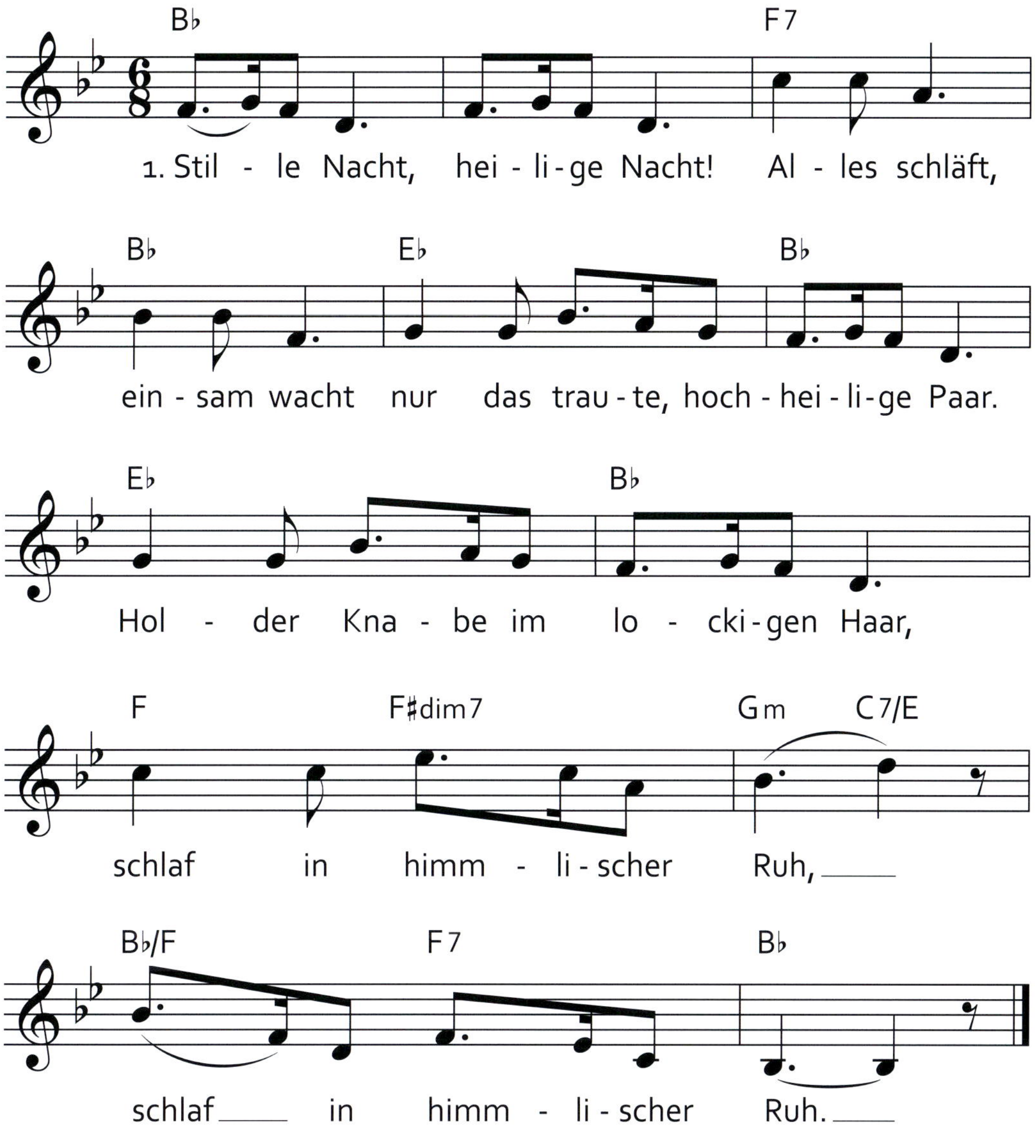
B♭ F7
1. Stil - le Nacht, hei - li - ge Nacht! Al - les schläft,
B♭ E♭ B♭
ein - sam wacht nur das trau - te, hoch - hei - li - ge Paar.
E♭ B♭
Hol - der Kna - be im lo - cki - gen Haar,
F F♯dim7 Gm C7/E
schlaf in himm - li - scher Ruh,
B♭/F F7 B♭
schlaf in himm - li - scher Ruh.

Sitztänze zur Abendzeit

Ade zur guten Nacht

(Text und Melodie: Herkunft unbekannt; erste Aufzeichnung aus mündlicher Überlieferung: frühes 19. Jahrhundert)

Gymnastischer Tanz

Dauer:	ca. 10 Minuten
Material:	keins
Ziel/Wirkung:	Abschlusstanz am Nachmittag Beweglichkeit der Gelenke fördern Koordination schulen Muskulatur auf sanfte Weise trainieren
Schwierigkeit:	○○○○

Ablauf

ca. 3–5 min	Musik starten und die Teilnehmenden das Lied erraten lassen. Gedächtnistraining: Gemeinsam den Liedtext aufsagen (ohne Musik).
ca. 3 min	Die Bewegungsabläufe abschnittsweise mit den Teilnehmenden einüben (ohne Musik).
ca. 3–5 min	Wenn die Teilnehmenden die Bewegungsabläufe sicher ausführen können, gemeinsam tanzen (mit Musik). Die Teilnehmenden angemessen loben und gegebenenfalls verabschieden.

i Ursprünglich bedeutete die Redewendung „Ade zur guten Nacht“ einen Abschied für immer beispielsweise wegen einer nichterwiderten Liebe, einer Auswanderung oder gar Tod. Erst später veränderte sich die Bedeutung der Redewendung und „Ade zur guten Nacht“ wurde zum Abendgruß.

Der Tanz

4/4-Takt: Jeder Takt besteht aus 4 Schlägen.

Takt	Liedtext	Bewegungen
1–2	*Ade zur guten Nacht!*	4 langsame Schritte
3–4	*Jetzt wird der Schluss gemacht,*	rechte Hand grüßt nach vorn und bleibt dort linke Hand grüßt nach vorn und bleibt dort mit rechter Hand auf die linke Schulter tippen mit linker Hand auf die rechte Schulter tippen
5–6	*dass ich muss schei-den.*	wie Takt 3–4
7–8	*Im Sommer, da wächst der Klee,*	mit rechter Hand 2 Kreise parallel zum Boden im Uhrzeigersinn beschreiben
9–10	*im Winter schneit's den Schnee,*	mit linker Hand 2 Kreise parallel zum Boden gegen den Uhrzeigersinn beschreiben
11	*da komm ich*	beide Hände grüßen nach vorn
12	*wieder.*	beide Hände gekreuzt auf den Schultern ablegen
13–18	Text wie Takt 7–12	wie Takt 7–12

Zu den weiteren Strophen wird der gleiche Bewegungsablauf durchgeführt.

Bei den Takten 1–6 werden die Bewegungen immer pro 2 Taktschläge ausgeführt, also nur 2 Bewegungen innerhalb eines Taktes.
Als kleine Erschwerung können bei den Takten 1–2 die Gehschritte von der Anzahl und somit auch von der Geschwindigkeit her verdoppelt werden.

Der Liedtext

1. Ade zur guten Nacht!
Jetzt wird der Schluss gemacht,
dass ich muss scheiden.
|: Im Sommer, da wächst der Klee,
im Winter schneit's den Schnee,
da komm ich wieder. :|

2. Es trauern Berg und Tal,
wo ich viel tausendmal
bin drüber gangen.
|: Das hat deine Schönheit gemacht,
die hat mich zum Lieben gebracht
mit großem Verlangen. :|

3. Das Brünnlein rinnt und rauscht
wohl dort am Holderstrauch,
wo wir gesessen.
|: Wie manchen Glockenschlag
da Herz bei Herzen lag,
das hast du vergessen. :|

4. Die Mädchen in der Welt
sind falscher als das Geld
mit ihrem Lieben.
|: Ade zur guten Nacht,
jetzt wird der Schluss gemacht,
dass ich muss scheiden. :|

Alternative Schluss-Strophe (Herkunft unbekannt)
Ade zur guten Nacht,
jetzt ist der Schluss gemacht,
von dir zu scheiden.
|: Von dir, o Herzallerliebster mein,
es muss halt doch geschieden sein,
das macht mir Leiden. :|

Die Noten

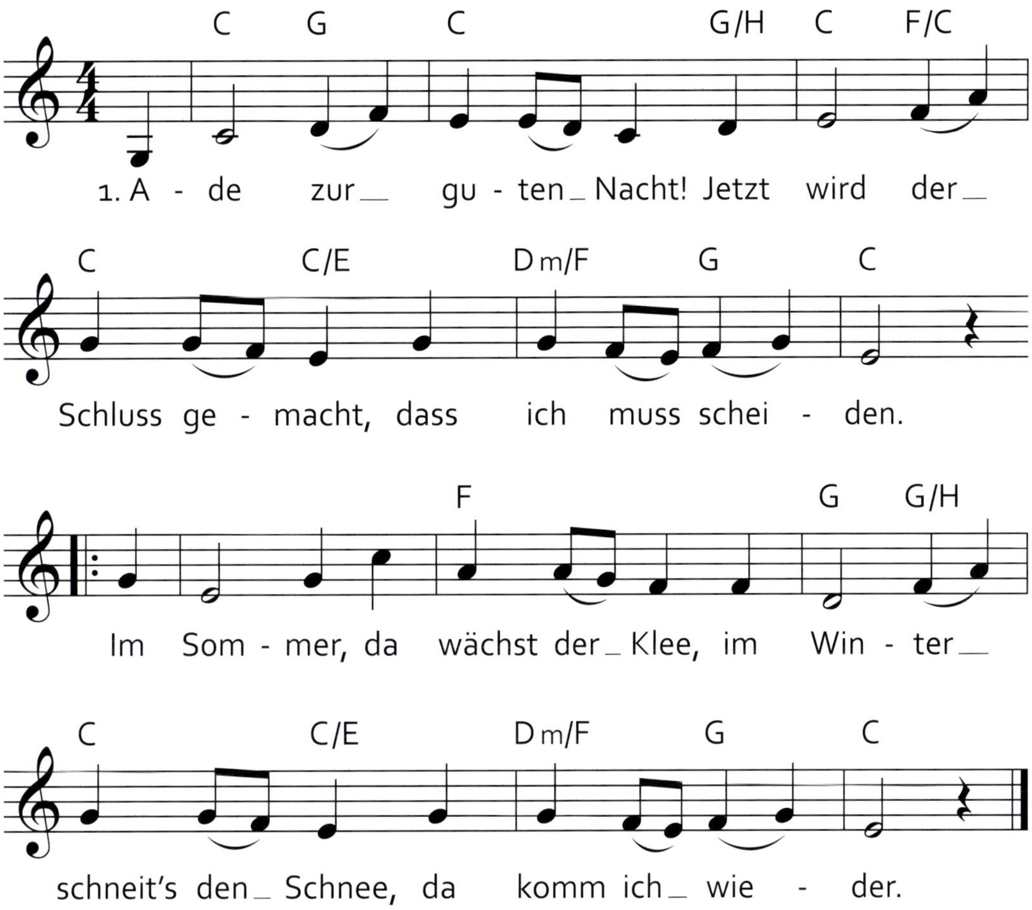
C G C G/H C F/C
1. A - de zur gu - ten Nacht! Jetzt wird der
C C/E Dm/F G C
Schluss ge - macht, dass ich muss schei - den.
F G G/H
Im Som - mer, da wächst der Klee, im Win - ter
C C/E Dm/F G C
schneit's den Schnee, da komm ich wie - der.

Guten Abend, gut' Nacht

(Text: 1. Strophe erstmals erschienen 1808 in der Sammlung „Des Knaben Wunderhorn"; Melodie: Johannes Brahms, 1858)

Gymnastischer Tanz mit Tüchern

Dauer:	ca. 10 Minuten
Material:	pro Person 1 Chiffontuch
Ziel/Wirkung:	Abschlusstanz am Nachmittag/Abend gemeinsames Bewegen trainieren – Gruppenförderung Beweglichkeit der Gelenke fördern Muskulatur auf sanfte Weise trainieren
Schwierigkeit:	○○○○

Ablauf

ca. 3–5 min	Musik starten und die Teilnehmenden das Lied erraten lassen. Gedächtnistraining: Gemeinsam den Liedtext aufsagen (ohne Musik). Beispielfrage an die Gruppe: Welche Bedeutung hat der Text des Liedes? Welche Schlaflieder wurden früher noch gesungen?
ca. 2 min	Die Bewegungsabläufe abschnittsweise mit den Teilnehmenden einüben (ohne Musik).
ca. 3 min	Wenn die Teilnehmenden die Bewegungsabläufe sicher ausführen können, gemeinsam tanzen (mit Musik). Die Teilnehmenden angemessen loben und gegebenenfalls verabschieden.

i „Guten Abend, gut' Nacht" ist ein Schlaflied, das einen geliebten Menschen in Schutz wissen will. Die Rosen sollen ein schützendes Dach bilden und auch die „Nägelein", ein veralteter Begriff für Gewürznelken, schützen wegen ihrer ätherischen Öle vor Ungeziefer und Krankheitserregern. Ursprünglich war es als Liebeslied gedacht, wurde aber bald zum Kinderlied umgedeutet.

Der Tanz

3/4-Takt: Jeder Takt besteht aus 3 Schlägen.
Die Teilnehmenden bilden einen geschlossenen Sitzkreis, indem sie mit ihren jeweiligen linken und rechten Nachbarn gemeinsam ein Tuch halten. Jeder hält sowohl mit der rechten als auch mit der linken Hand ein Tuchende fest.

Takt	Liedtext	Bewegungen
1–4	*Guten Abend, gut' Nacht, mit Rosen bedacht,*	alle wiegen sich im Takt mehrmals hin und her, erst nach rechts, dann nach links
5–8	*mit Näglein besteckt, schlupf unter die Deck'.*	mit dem Oberkörper leicht vor- und zurückschwingen, dabei sanft die Arme mit den Tüchern mitschwingen
9–12	*Morgen früh, wenn Gott will, wirst du wieder geweckt,*	das rechte Bein mehrmals vor- und zurückschwingen
13–16	*morgen früh, wenn Gott will, wirst du wieder geweckt.*	das linke Bein mehrmals vor- und zurückschwingen

Zu den weiteren Strophen wird der gleiche Bewegungsablauf durchgeführt.

Die Teilnehmenden sollten die Tücher entspannt halten können, d.h., die Abstände zwischen den Stühlen dürfen nicht zu groß sein.
Am Anfang sollten Sie darauf achten, dass nicht zu sehr an den Tüchern gezogen wird.

Der Liedtext

1. Guten Abend, gut' Nacht,
mit Rosen bedacht,
mit Näglein besteckt,
schlupf unter die Deck'.
Morgen früh, wenn Gott will,
wirst du wieder geweckt,
morgen früh, wenn Gott will,
wirst du wieder geweckt.

2. Guten Abend, gut' Nacht,
von Englein bewacht,
die zeigen im Traum
dir Christkindleins Baum.
Schlaf nun selig und süß,
schau im Traum 's Paradies,
schlaf nun selig und süß,
schau im Traum 's Paradies.

Die Noten

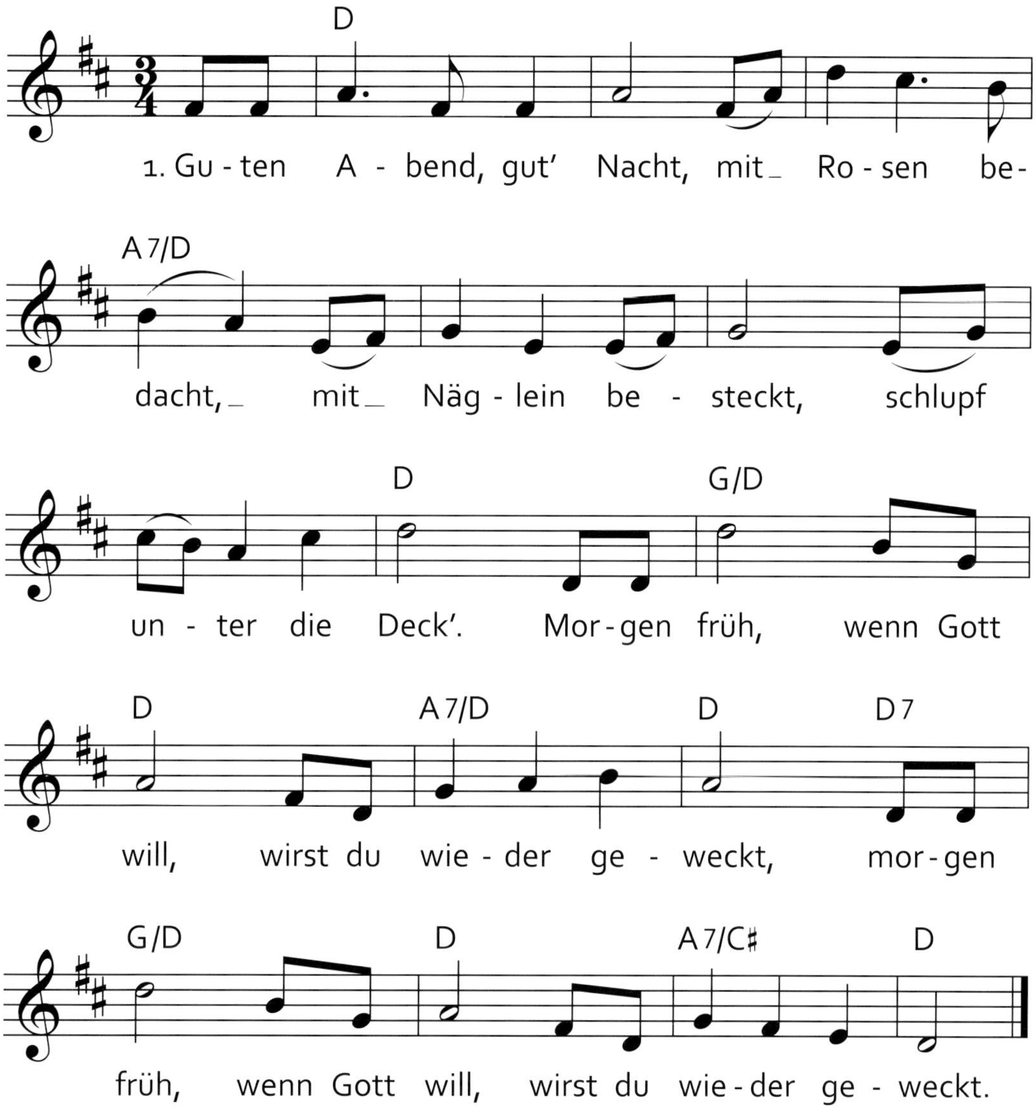
D
1. Gu - ten A - bend, gut' Nacht, mit Ro - sen be-
A 7/D
dacht, mit Näg - lein be - steckt, schlupf
D G/D
un - ter die Deck'. Mor - gen früh, wenn Gott
D A 7/D D D 7
will, wirst du wie - der ge - weckt, mor - gen
G/D D A 7/C♯ D
früh, wenn Gott will, wirst du wie - der ge - weckt.

Kein schöner Land in dieser Zeit

(Text und Melodie: Anton Wilhelm von Zuccalmaglio, 1840)

Gymnastischer Tanz

Dauer:	ca. 10 Minuten
Material:	keins / evtl. Liedtexte
Ziel/Wirkung:	Koordination und Ausdauer fördern Muskulatur auf sanfte Weise trainieren und dehnen Sturzprophylaxe gemeinsam Spaß haben
Schwierigkeit:	○○○○

Ablauf

ca. 3–5 min	Musik starten und die Teilnehmenden erraten lassen, um welches Lied es sich handelt. Gedächtnistraining: Gemeinsam den Liedtext aufsagen (ohne Musik). Gemeinsam über das Lied sprechen. Beispielfragen in die Runde: Um was geht es in diesem Lied? Welches Idealbild vermittelt das Lied?
ca. 3 min	Die Bewegungsabläufe abschnittsweise mit den Teilnehmenden einüben (ohne Musik).
ca. 3 min	Wenn die Teilnehmenden die Bewegungsabläufe sicher ausführen können, gemeinsam tanzen (mit Musik). Die Teilnehmenden angemessen loben.

i „Kein schöner Land" besingt Heimatliebe, Brüderlichkeit und den Glaube an einen gütigen Gott. Dadurch wird ein starkes Gemeinschaftsgefühl vermittelt und die Sehnsucht nach einem harmonischen Beisammensein in einer friedlichen Welt.

Der Tanz

3/4-Takt: Jeder Takt besteht aus 3 Schlägen.

Takt	Liedtext	Bewegungen
1–2	*Kein schöner Land in dieser Zeit*	mit gestrecktem Oberkörper im Uhrzeigersinn einen Kreis beschreiben, Kopf dabei aufrecht halten
3–4	*als hier das uns're weit und breit,*	mit dem Oberkörper gegen den Uhrzeigersinn einen Kreis beschreiben
5	*wo wir uns finden*	rechter Arm schwingt nach vorn und zurück
6	*wohl unter Linden*	linker Arm schwingt nach vorn und zurück
7–8	*zur Abendzeit,*	mit beiden Händen einen senkrechten Kreis beschreiben – rechte Hand im Uhrzeigersinn, linke Hand gegen den Uhrzeigersinn („Fenster wischen")
9	*wo wir uns finden*	rechter Arm schwingt vor und zurück, gleichzeitig schwingt rechtes Bein vor und zurück
10	*wohl unter Linden*	linker Arm schwingt vor und zurück, gleichzeitig schwingt linkes Bein vor und zurück
11–12	*zur Abendzeit.*	mit beiden Händen einen senkrechten Kreis beschreiben – rechte Hand im Uhrzeigersinn, linke Hand gegen den Uhrzeigersinn („Fenster wischen")

Zu den weiteren Strophen wird der gleiche Bewegungsablauf durchgeführt.

Die eigentlichen Taktanfänge sind bei „Land", „uns're", „finden", „Linden", „-zeit", Da dies für die Tanzbeschreibung aber schwer gestaltbar ist, wurden die Bewegungen an die Textzeilen angepasst und nicht an den eigentlichen Takt.

Der Liedtext

1. Kein schöner Land in dieser Zeit
als hier das uns're weit und breit,
wo wir uns finden wohl unter Linden
zur Abendzeit,
wo wir uns finden wohl unter Linden
zur Abendzeit.

2. Da haben wir so manche Stund'
gesessen wohl in froher Rund'
und taten singen, die Lieder klingen
im Eichengrund,
und taten singen, die Lieder klingen
im Eichengrund.

3. Dass wir uns hier in diesem Tal
noch treffen so viel hundertmal,
Gott mag es schenken, Gott mag es lenken,
er hat die Gnad',
Gott mag es schenken, Gott mag es lenken,
er hat die Gnad'.

4. Nun, Brüder, eine gute Nacht,
der Herr im hohen Himmel wacht.
In seiner Güte uns zu behüten,
ist er bedacht,
in seiner Güte uns zu behüten,
ist er bedacht.

Die Noten

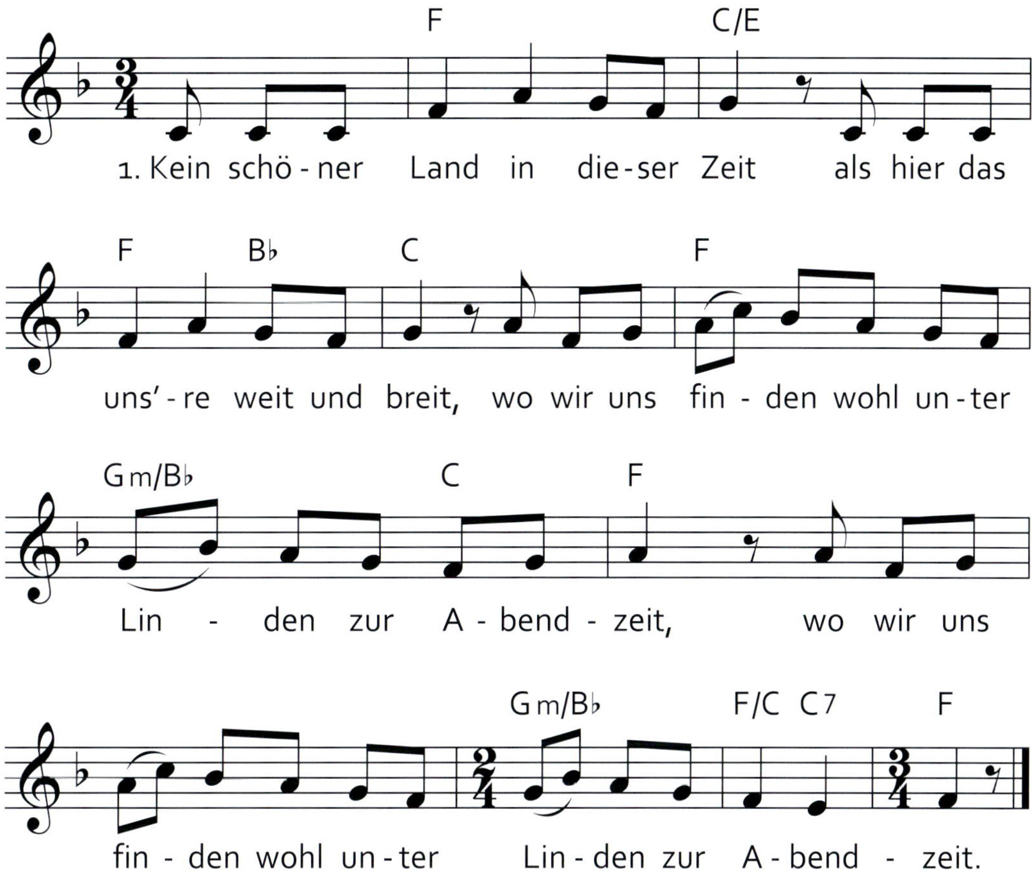
F C/E
1. Kein schö - ner Land in die - ser Zeit als hier das
F B♭ C F
uns' - re weit und breit, wo wir uns fin - den wohl un - ter
Gm/B♭ C F
Lin - den zur A - bend - zeit, wo wir uns
Gm/B♭ F/C C7 F
fin - den wohl un - ter Lin - den zur A - bend - zeit.

Weißt du, wie viel Sternlein stehen

(Text: Pfarrer Wilhelm Hey, 1837; Melodie: Volksweise seit 1809)

Tanz mit Lichtern

Dauer:	ca. 10 Minuten
Material:	pro Person 2 LED-Teelichter
Ziel/Wirkung:	Wahrnehmungsförderung Beweglichkeit der Gelenke fördern Muskulatur auf sanfte Weise trainieren gemeinsam das Zusammenspiel mit den Lichtern genießen
Schwierigkeit:	○○○○

Ablauf

ca. 3–5 min	Musik starten und die Teilnehmenden das Lied erraten lassen. Gedächtnistraining: Gemeinsam den Liedtext aufsagen (ohne Musik). Beispielfragen in die Runde: Welche bekannten Sternbilder gibt es? Wer könnte diese am Himmel erkennen? Welches ist der nächste Stern zu unserer Erde? (die Sonne)
ca. 3 min	Die Bewegungsabläufe abschnittsweise mit den Teilnehmenden einüben (ohne Musik).
ca. 3–5 min	Wenn die Teilnehmenden die Bewegungsabläufe sicher ausführen können, gemeinsam tanzen (mit Musik). Die Teilnehmenden angemessen loben.

i „Weißt du, wie viel Sternlein stehen" ist ein sehr religiöses Lied. Es soll den Kindern versichern, dass Gott sie bewacht und behütet und dass sie deshalb in Ruhe schlafen können.

Der Tanz

3/4-Takt: Jeder Takt besteht aus 3 Schlägen.

Die Teilnehmenden halten in jeder Hand ein LED-Teelicht.

Takt	Liedtext	Bewegungen
1–2	*Weißt du, wie viel Sternlein stehen*	rechte Hand mit dem Teelicht vor dem Körper nach oben und unten bewegen
3–4	*an dem blauen Himmelszelt?*	linke Hand mit dem Teelicht vor dem Körper nach oben und unten bewegen
5–8	*Weißt du, wie viel Wolken gehen weithin über alle Welt?*	Teelichter parallel vor dem Körper sanft nach rechts und links schwingen
9–10	*Gott, der Herr, hat sie gezählet,*	rechtes Teelicht nach vorn und zurück führen, gleichzeitig rechtes Bein vor- und zurückschwingen
11–12	*dass ihm auch nicht eines fehlet*	linkes Teelicht nach vorn und zurück führen, gleichzeitig linkes Bein vor- und zurückschwingen
13–14	*an der ganzen großen Zahl,*	mit dem Teelicht auf der rechten Hand einen Kreis parallel zum Boden im Uhrzeigersinn beschreiben
15–16	*an der ganzen großen Zahl.*	mit dem Teelicht auf der linken Hand einen Kreis parallel zum Boden gegen den Uhrzeigersinn beschreiben

Zu den weiteren Strophen wird der gleiche Bewegungsablauf durchgeführt.

In den Wintermonaten, in denen es früher dunkel wird, bietet sich dieser Tanz wunderbar an. Für eine schöne Stimmung können Sie den Raum etwas abdunkeln und eventuell noch ein paar Lichter im Kreis auf dem Boden platzieren.

Der Liedtext

1. Weißt du, wie viel Sternlein stehen
an dem blauen Himmelszelt?
Weißt du, wie viel Wolken gehen
weithin über alle Welt?
Gott, der Herr, hat sie gezählet,
dass ihm auch nicht eines fehlet
an der ganzen großen Zahl,
an der ganzen großen Zahl.

2. Weißt du, wie viel Mücklein spielen
in der heißen Sonnenglut?
Wie viel Fischlein auch sich kühlen
in der hellen Wasserflut?
Gott, der Herr, rief sie mit Namen,
dass sie all ins Leben kamen,
dass sie nun so fröhlich sind,
dass sie nun so fröhlich sind.

3. Weißt du, wie viel Kinder schlafen
heute Nacht im Bettelein?
Weißt du, wie viel Träume kommen
zu den müden Kinderlein?
Gott, der Herr, hat sie gezählet,
dass ihm auch nicht eines fehlet,
kennt auch dich und hat dich lieb,
kennt auch dich und hat dich lieb.

4. Weißt du, wie viel Kinder frühe
stehn aus ihren Bettlein auf,
dass sie ohne Sorg' und Mühe
fröhlich sind im Tageslauf?
Gott im Himmel hat an allen
seine Lust, sein Wohlgefallen,
kennt auch dich und hat dich lieb,
kennt auch dich und hat dich lieb.

Die Noten

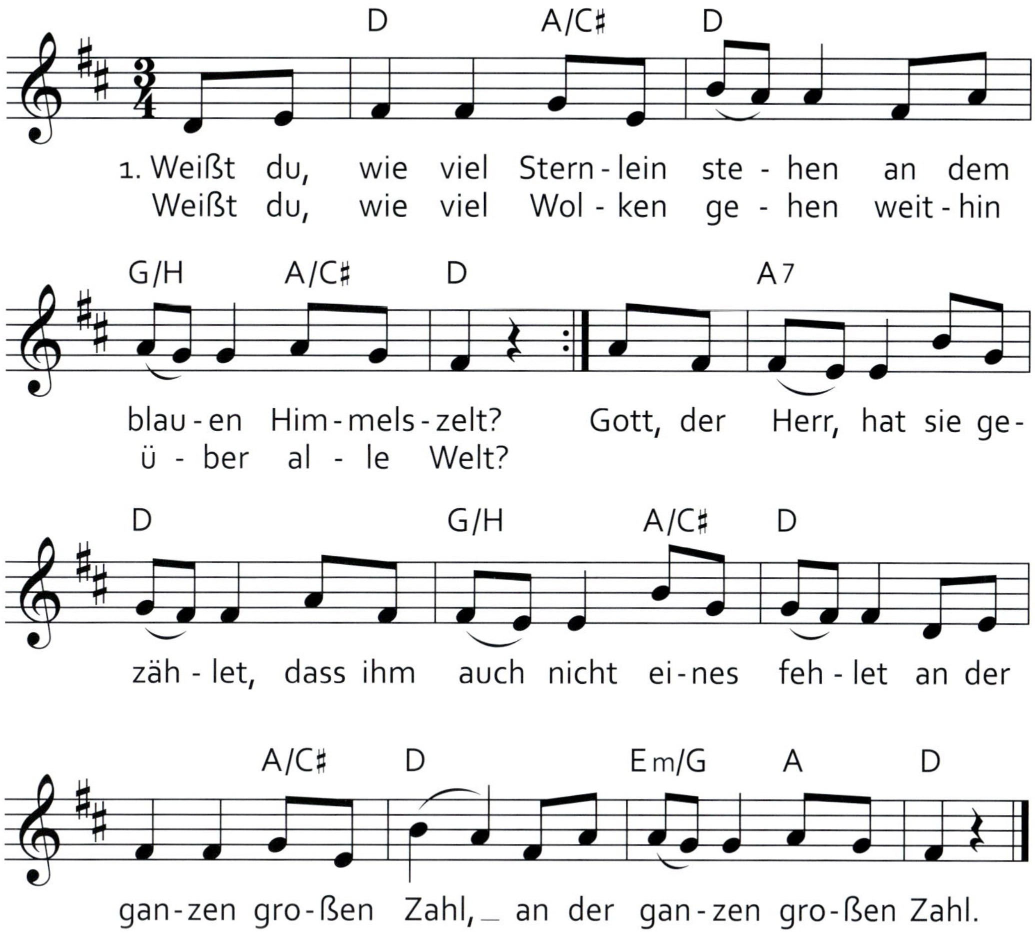
D A/C♯ D
1. Weißt du, wie viel Stern - lein ste - hen an dem
Weißt du, wie viel Wol - ken ge - hen weit - hin
G/H A/C♯ D A7
blau - en Him - mels - zelt? Gott, der Herr, hat sie ge-
ü - ber al - le Welt?
D G/H A/C♯ D
zäh - let, dass ihm auch nicht ei - nes feh - let an der
A/C♯ D Em/G A D
gan - zen gro - ßen Zahl, an der gan - zen gro - ßen Zahl.

Bewegungslieder zum Abschied

Es war eine schöne Stund

Zur Melodie von: Kein schöner Land

Text	Bewegungen
1. Strophe	
Wir sagen ***jetzt*** *auf Wieder-* ***sehn****!*	bei „jetzt" mit beiden Händen sanft auf die Oberschenkel patschen, bei „-sehn" die Hände gekreuzt auf die Schultern legen
Die Zeit ist ***nun*** *vorbei, wir* ***gehn****!*	bei „nun" sanft auf die Oberschenkel patschen, bei „gehn" die Hände gekreuzt auf die Schultern legen
Es war 'ne schöne Stund, *sie tat uns Freude kund,*	sanft hin- und herwiegen
uns allen hier!	mit beiden Händen nach vorn grüßen (Handflächen zeigen nach oben)
Es war 'ne schöne Stund, *sie tat uns Freude kund,*	sanft hin- und herwiegen
uns allen hier!	mit beiden Händen nach vorn grüßen
2. Strophe	
Bald tanzen, ***singen****, lachen* ***wir****,*	auf die Oberschenkel patschen und Hände auf die Schultern legen
ja, wieder ***hier*** *mit dir und* ***mir****!*	auf die Oberschenkel patschen und Hände auf die Schultern legen
Es war 'ne schöne Zeit *mit Fleiß und Heiterkeit*	sanft hin- und herwiegen
in dieser Rund!	mit beiden Händen nach vorn grüßen
Es war 'ne schöne Zeit *mit Fleiß und Heiterkeit*	sanft hin- und herwiegen
in dieser Rund!	mit beiden Händen nach vorn grüßen

Wir treffen uns bald wieder

Zur Melodie von: Der Mond ist aufgegangen

Text	Bewegungen
1. Strophe	
Der Tag ist schnell vergangen, wir tanzten und wir sangen,	im Sitzkreis die Hände beider Nachbarn fassen und sich hin- und herwiegen
es war 'ne schöne Zeit.	Arme nach oben nehmen (dabei Hände lösen) und vor dem Körper nach unten führen
Wir treffen uns bald wieder	mit rechter Hand parallel zum Boden einen Kreis im Uhrzeigersinn beschreiben
und singen schönen Lieder	mit linker Hand parallel zum Boden einen Kreis gegen den Uhrzeigersinn beschreiben
und tanzen viel mit großer Freud!	mit beiden Händen gleichzeitig einen senkrechten Kreis beschreiben – rechte Hand im Uhrzeigersinn, linke Hand gegen den Uhrzeigersinn („Fenster wischen“)
2. Strophe	
Ich reich dir meine Hände, denn nun ist sie zu Ende,	Hände der Nachbarn fassen und hin- und herwiegen
diese tolle Stund!	Arme nach oben nehmen und wieder nach unten führen
Auf Wiedersehn für heute! *Wir sehn uns bald mit Freude* *wieder in dieser netten Rund'!*	rechte Hand: Kreis parallel zum Boden linke Hand: Kreis parallel zum Boden beide Hände: senkrechter Kreis

Stundenbilder

Gute Laune im Frühling

Dekoration für die Kreismitte: z.B. bunte Frühlingsblumen, bunte Tücher, bunte Papierschmetterlinge
Material pro Person: 2 Chiffontücher
2 Holzstäbe oder Papprollen
1 Gymnastikball oder Luftballon
Zeitrahmen: ca. 45–60 min

Begrüßung und Einleitung

1. Bewegungslied zur Begrüßung: „In froher Rund" (S. 15)
2. Frühlingsgedicht: „Was rauschet, was rieselt ..." von Heinrich Seidel (S. 153)
3. Hinführung zum Thema: Die Gruppe das Motto erraten lassen, indem über die Dekoration in der Mitte gesprochen wird, und gegebenenfalls ein paar hinführende Hinweise geben.

Hauptteil

1. **Tanz**: „Wenn der Frühling kommt" (S. 71)
2. Bewegungen mit Ball/Luftballon: verschiedene Koordinationsübungen
3. Über das Thema „Frühling" – „gute Laune" sprechen: Wie bewirkt der Frühling, dass sich unsere Laune hebt? (→ längere und wärmere Tage, mehr Sonne, Leben erwacht, alles erblüht, Vögel zwitschern ...)
4. **Tanz**: „Der Kuckuck und der Esel" (S. 62)
5. Fragerunde: Welche Tiere verbinden wir mit dem Frühling? (→ zwitschernde Vögel, Hasen/Osterhasen, Küken, erste Schmetterlinge und Bienen ...)
6. **Tanz**: „Kommt ein Vogel geflogen" (S. 48)
7. Rhythmische Bewegungen mit den Papprollen oder Hölzern
   Verschiedene Stellen am Körper mit den Papprollen sanft antippen (Kopf, Schultern, Hüfte, seitlich am Oberschenkel, Knie, Waden ...) oder auch Stuhl antippen (Lehne, Stuhlbein ...).
8. **Tanz**: „Hab mein Wage voll gelade" (S. 22)
9. Lustige Gesichtsgymnastik: Schneiden Sie lustige Grimassen und die Teilnehmenden versuchen, diese nachzumachen (→ gute Laune). Alternativ können auch die Teilnehmenden reihum Grimassen schneiden, und alle anderen machen sie nach.

Schlussteil/Abschied

1. **Tanz**: „Schneewalzer“ (S. 66)
2. Die Tücher zu ruhiger, angenehmer Musik noch etwas „tanzen“ lassen: hin- und herschwingen, vor- und zurückschwingen, Wellen schwingen, Kreise schwingen → Bewegungen zum Entspannen.
3. Die Gruppe angemessen loben, die gemeinsame Leistung der heutigen Gruppenzeit reflektieren.
4. Bewegungslied zum Abschied: „Es war eine schöne Stund“ (S. 148)

Was rauschet, was rieselt ...

Was rauschet, was rieselt, was rinnet so schnell?
Was blitzt in der Sonne? Was schimmert so hell?
Und als ich so fragte, da murmelt der Bach:
„Der Frühling, der Frühling, der Frühling ist wach!“

Was knospet, was keimet, was duftet so lind?
Was grünet so fröhlich? Was flüstert im Wind?
Und als ich so fragte, da rauscht es im Hain:
„Der Frühling, der Frühling, der Frühling zieht ein!“

Was klingelt, was klaget, was flötet so klar?
Was jauchzet, was jubelt so wunderbar?
Und als ich so fragte, die Nachtigall schlug:
„Der Frühling, der Frühling!“ – Da wusst' ich genug!
(Heinrich Seidel, 1842–1906)

Wir wandern und reisen

Dekoration für die Kreismitte: Wanderschuhe, Wanderstöcke, Rucksack, Koffer, Fernglas
Material: keins
Zeitrahmen: ca. 45–60 min

Begrüßung und Einleitung

1. Bewegungslied zur Begrüßung: „Wir tanzen und singen“ (S. 14)
2. Hinführung zum Thema: Die Gruppe das Motto erraten lassen, indem über die Dekoration in der Mitte gesprochen wird, und gegebenenfalls ein paar hinführende Hinweise geben.
3. Zitate zu den Themen „Wandern“, „Berge“, „Reisen“ (S. 155)

Hauptteil

1. **Tanz**: „Das Wandern ist des Müllers Lust“ (S. 18)
2. Koordinationsübungen mit den Händen: z.B. auf die Oberschenkel patschen und kreuzen, auf die Schultern tippen und kreuzen → mit der rechten Hand, mit der linken Hand, dann mit beiden Händen gleichzeitig …
3. **Tanz**: „Wenn die bunten Fahnen wehen“ (S. 30)
4. **Tanz**: „Eine Seefahrt, die ist lustig“ (S. 33)
5. Über das Reisen sprechen: In welche Länder sind die Teilnehmenden schon gereist? Wie heißen die jeweiligen Hauptstädte?
6. Spiel: „Ich packe meinen Koffer und nehme mit …“ (um das Nachdenken / das Gedächtnis noch mehr anzuregen: eine Runde für den Sommerurlaub „packen“ und eine Runde für den Winterurlaub)
7. **Tanz**: „Jetzt kommen die lustigen Tage“ (S. 88)
8. gemeinsam Wander-Bewegungen auflisten und nachmachen: z.B. gehen, marschieren (mit Armbewegung), steigen (hohe Schritte), klettern, mit Stöcken gehen, Schuhe binden, mit Hut einen anderen Wanderer (fiktiv) grüßen …

Schlussteil/Abschied

1. **Tanz**: „Muss i denn“ (S. 52)
2. Die Gruppe angemessen loben, die gemeinsame Leistung der heutigen Gruppenzeit reflektieren.
3. Bewegungslied zum Abschied: „Wir treffen uns bald wieder“ (S. 149)
   Zitate zu den Themen „Wandern“, „Berge“, „Reisen“ (S. 155)

Zitate zu den Themen „Wandern“, „Berge“, „Reisen“

„Reisen macht einen bescheiden. Man erkennt, welchen kleinen Platz man in der Welt besetzt.“
(Gustave Flaubert, 1821–1880)

„Die größte Sehenswürdigkeit, die es gibt, ist die Welt. Sieh sie dir an!“
(Kurt Tucholsky, 1890–1935)

„Wandern ist die vollkommenste Art der Fortbewegung, wenn man das wahre Leben entdecken will. Es ist der Weg in die Freiheit.“
(Elisabeth von Arnim, 1866–1941)

„Berge sind stille Meister und machen schweigsame Schüler.“
(Johann Wolfgang von Goethe, 1749–1832)

„Ich habe meine besten Gedanken ergangen und kenne keinen Kummer, den man nicht weggehen kann.“
(Søren Kierkegaard, 1813–1855)

„Wir steigen nicht auf Berge, um Gipfel zu erreichen. Sondern heimzukehren in eine Welt, die uns als ein normales, geschenktes Leben erscheint.“
(Reinhold Messner, *1944)

In Wäldern und Wiesen

Dekoration für die Kreismitte: Blätter, Steine, Blumen, Moos, Pilze, Rinde, Gräser ...
Material: pro Person 2 Holzstäbe/Gymnastikstäbe/Papprollen, Chiffontücher, Luftballons
Zeitrahmen: ca. 45–60 min

Begrüßung und Einleitung

1. Bewegungslied zur Begrüßung: „In froher Rund" (S. 15)
2. Gedicht: „Hinter den Tannen" von Theodor Storm (S. 157)
3. Hinführung zum Thema: Die Gruppe das Motto erraten lassen, indem über die Dekoration in der Mitte gesprochen wird, und gegebenenfalls ein paar hinführende Hinweise geben.

Hauptteil

1. **Tanz**: „Ein Männlein steht im Walde" (S. 96)
2. Ergänzende Koordinationsübungen mit den Stäben → abwechselnd Bewegungen mit einer Hand, mit der anderen Hand, mit beiden Händen, die Teilnehmenden eigene Übungen mit den Stäben überlegen lassen und diese gemeinsam ausführen.
3. Gesprächsrunde: Welche Pflanzen, Tiere und andere Dinge gibt es im Wald?
4. Gedicht: „Die Gäste der Buche" von Rudolf Baumbach (S. 157)
5. **Tanz**: „Schneewalzer" (S. 66)
6. Geschicklichkeitsspiele mit den Tüchern: Z.B. immer 2 Personen sitzen sich gegenüber und halten gemeinsam ein Tuch (jeder hält zwei Ecken des Tuches), einen Luftballon o.Ä. auf das Tuch legen, und die Teilnehmenden müssen den Ballon mit den Tüchern hochwerfen und auffangen.
7. Schatten-Tanzen zu zweit mit Tüchern: Schöne Musik laufen lassen (gegebenenfalls auch noch einmal die Melodie vom „Schneewalzer"), eine Person macht tänzerische Bewegungen mit den Tüchern vor, die andere macht sie nach, nach einiger Zeit wird gewechselt.
8. **Tanz**: „Kein schöner Land" (S. 138)

Schlussteil/Abschied

1. **Tanz**: „Ade zur Guten Nacht" (S. 130)
2. Die Gruppe angemessen loben, die gemeinsame Leistung der heutigen Gruppenzeit reflektieren.
3. Bewegungslied zum Abschied: „Wir treffen uns bald wieder" (S. 149)

Hinter den Tannen

Sonnenschein auf grünem Rasen,
Krokus drinnen blau und blaß;
und zwei Mädchenhände tauchen
Blumen pflückend in das Gras.

Und ein Junge kniet daneben,
gar ein übermütig Blut,
und sie schaun sich an und lachen –
o wie kenn ich sie so gut!

Hinter jenen Tannen war es,
jene Wiese schließt es ein –
schöne Zeit der Blumensträuße,
Stiller Sommersonnenschein!
(Theodor Storm, 1817–1888)

Die Gäste der Buche

Mietegäste vier im Haus
hat die alte Buche.
Tief im Keller wohnt die Maus,
nagt am Hungertuche.

Stolz auf seinen roten Rock
und gesparten Samen
sitzt ein Protz im ersten Stock;
Eichhorn ist sein Name.

Weiter oben hat der Specht
seine Werkstatt liegen,
hackt und zimmert kunstgerecht,
dass die Späne fliegen.

Auf dem Wipfel im Geäst
pfeift ein winzig kleiner
Musikante froh im Nest.
Miete zahlt nicht einer.
(Rudolf Baumbach, 1840–1905)

Freundschaft und Liebe

Dekoration für die Kreismitte: Blumen, Herzen, Kerzen ...
Material pro Person: 2 Papprollen o.Ä.
Zeitrahmen: ca. 45–60 min

Begrüßung und Einleitung

1. Bewegungslied zur Begrüßung: „Wir tanzen und singen" (S. 14)
2. Gedicht: „Dein wahrer Freund" (S. 159)
3. Hinführung zum Thema: Die Gruppe das Motto erraten lassen, indem über die Dekoration in der Mitte gesprochen wird, und gegebenenfalls ein paar hinführende Hinweise geben.

Hauptteil

1. **Tanz**: „Du, du liegst mir im Herzen" (S. 44)
2. Gesprächsrunde: Wie war das früher? Wie hat man jemandem gezeigt, dass man ihn/sie näher kennenlernen möchte / dass man verliebt war? Zu welcher Musik hat man getanzt, wenn man verliebt war?
3. Sprichwörter, Redewendungen und Zitate über die Liebe (S. 159)
4. **Tanz**: „Wenn alle Brünnlein fließen"
5. Gedicht: „Alte Freundschaft" (S. 160)
6. Gesprächsrunde: Was macht echte Freundschaft aus? Hatten oder haben die Teilnehmenden in ihrem Leben eine oder mehrere echte Freundschaften gehabt?
7. **Tanz**: „Ännchen von Tharau" (S. 40)
8. Tüchertanz: Zu einer schönen Musik gemeinsam mit den Teilnehmenden Bewegungen mit Tüchern überlegen und diese zur Musik hintereinander tanzen.
9. Koordinationsübung mit Papprollen: Vorgeben, was angetippt werden soll, die Teilnehmenden machen es nach: z.B. Stuhllehne, Knie rechts, Schulter links, Kopf (sanft!), Wade rechts, Hüfte links ...
10. Rhythmische „Klopf-Bewegungen" mit den Rollen: die Rollen aufeinanderklopfen, auf die Oberschenkel klopfen, auf die Schultern klopfen, gekreuzt klopfen ...

Schlussteil/Abschied

1. **Tanz**: „Kommt ein Vogel geflogen“ (S. 48)
2. Die Gruppe angemessen loben, die gemeinsame Leistung der heutigen Gruppenzeit reflektieren.
3. Bewegungslied zum Abschied: „Es war eine schöne Stund“ (S. 148)

Dein wahrer Freund ...

Dein wahrer Freund ist nicht,
wer dir den Spiegel hält der Schmeichelei,
worin dein Bild dir selbst gefällt.
Dein wahrer Freund ist,
wer dich sein lässt deine Flecken
und sie dir tilgen hilft,
eh Feinde sie entdecken.
(Friedrich Rückert, 1788–1866)

Sprichwörter und Redewendungen über die Liebe

Alte Liebe rostet nicht.

Auf Wolke sieben schweben.

Bis über beide Ohren verliebt sein.

Drum prüfe, wer sich ewig bindet, ob sich das Herz zum Herzen findet.

Etwas durch die rosarote Brille sehen.

Gegensätze ziehen sich an.

Gleich und Gleich gesellt sich gern.

Liebe macht blind.

Liebe geht durch den Magen.

Pech in der Liebe – Glück im Spiel.

Von Luft und Liebe leben.

Was sich liebt, das neckt sich.

Wo die Liebe hinfällt.

Alte Freundschaft

Da ist die liebe Schwalbe wieder,
sie blieb uns fast zu lange aus;
sie zwitschert ihre alten Lieder
und zieht ins alte, kleine Haus.

Sie trägt den Frack, den schwarzen, alten,
den sie im vor'gen Jahre trug;
die Weste hat sie gut gehalten,
sie ist noch weiß und rein genug.

Wer weiß, was alles sie getrieben,
seit sie gereist ins ferne Land,
doch ist die alte sie geblieben,
die Sonne hat sie nicht verbrannt.

Drum hab ich sie auch auf der Stelle
erkannt am Frack und am Gesicht.
Mein Schwälbchen, komm, flieg nicht so schnelle,
du tust, als kenntest du mich nicht.

Nicht wahr, ich bin recht groß geworden,
seit wir uns sah'n zum letzten Mal,
seit fort du zogst nach fernen Orten
weit über Meer und Berg und Tal.

Komm nur, wir sind ja doch die Alten
und bleiben's auch in diesem Jahr;
wir wollen gute Freundschaft halten,
so wie's im vor'gen Sommer war.
(Georg Christian Dieffenbach, 1822–1901)